野垂れ死にの覚悟

曽野綾子
Sono Ayako

近藤　誠
Kondo Makoto

KKベストセラーズ

目次

第1章 野垂れ死にの覚悟

第2章 治療しない医者と、医者にかからない作家

第3章 一生ジタバタ、でもサッパリおさらば

企画・構成●日高あつ子
装幀●泉沢光雄
写真●小野庄一

本書は、二〇一三年七月八日、七月二二日、八月一九日、九月三〇日、一〇月二八日、一二月二日の計六回、東京ならびに首都圏近郊で行われた対談をもとに構成・編集したものである。

（編集部）

第1章
野垂れ死にの覚悟

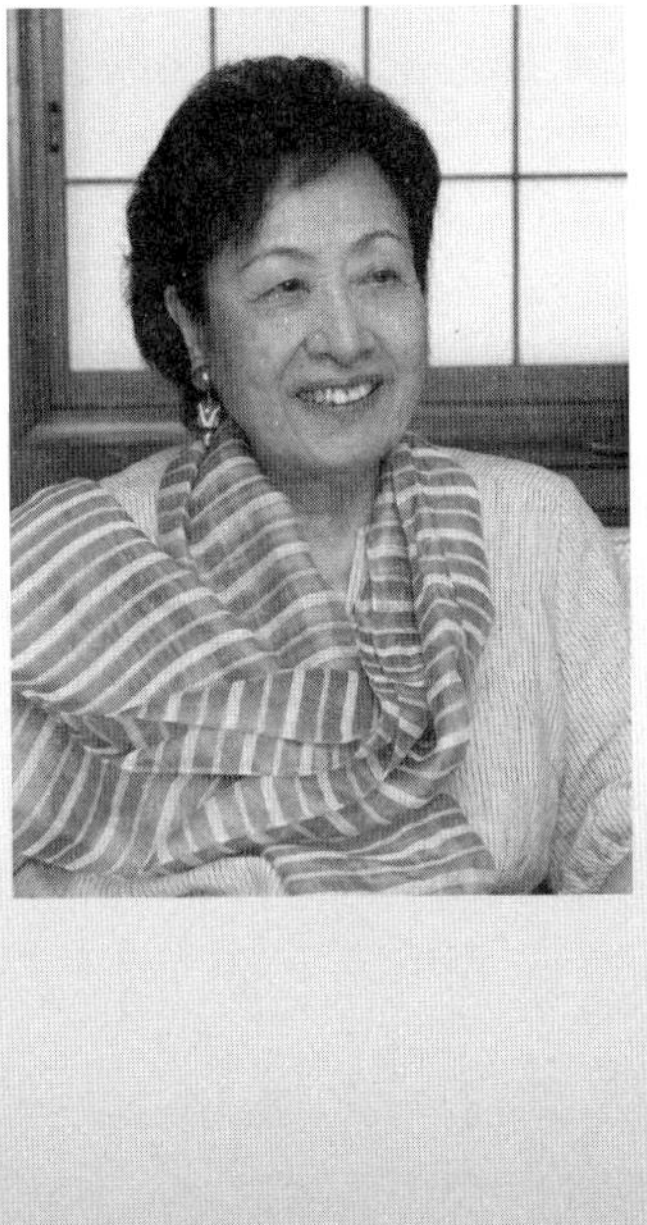

百歳を超えて元気な人は医者に近づかず肉が好き

曽野　私に言わせると、先生は今まで、あんまり立派な医学の本を書きすぎてらっしゃるから（笑）、今回は、まん中のしっかりしたところじゃなく、端っこの話をうかがいたいんです。

こんな患者のケースがあったとか、こんな変なバアさんがいたとか、そういう少しくだらない話に、おつき合いいただいてもいいですか。

近藤　わかりました。楽しみです（笑）。

曽野　私は一九九〇年くらいから、お医者さまという方にほとんどかかってないんです。ただ、のどや目が痛む時だけは行きますけどね。薬をいただくと、てきめん違うので。

近藤　僕がここ四〇年で医者にかかったのは、研修医になる時に健康診断を受けたのと、足の骨が折れたとカン違いした時ぐらいです。自分の血圧も知らないし、うちには体重計もありません。

曽野　治療したら体調が良くなるとか、寿命を伸ばせるとか、確実なメリットがあれば喜んで医者にかかるんだけど。実際にはかえって体調が悪化したり、寿命を縮めてしまう治療が多すぎますから。

近藤　日本は健康保険があるから、いつでも病院に行けますよね。海外はお金がかかってそうはいかないそうですけど。

曽野　病院をハシゴして、それぞれで薬をもらって全部飲んだりね。医者の数も増えすぎてるから、病院も経営のために、必要のない検査や治療に走りやすいんです。でも、日替わりで病院に行ってるお年寄りは本当に多い。でも行くところがある、という意味ではいいですよね、先生。毎日毎日、今日は何科で今日は何科って。やはり確実に治療していらっしゃるんです。

近藤　いやいや（笑）。

曽野　駅で知りあいに会った時「今日はどこ行くの？」って言うと、すぐ話がつながって、楽ですね。日本人はあまり社交的じゃありませんから、これで人づき合いが多くなるんです。

近藤　いま百歳を超えて元気な人は、あまり医者にかかってなくて、それが良かったんじゃないかと、僕は思っています。百歳以上の日本人がついに五万人を超えましたけど、その方たちは、ほとんど医療を受けてない世代です。

曽野　確かに百歳っていうと、生まれたのは大正の始めごろ。その頃の人たちは肺炎か結核で死んでます。チフスや赤痢や大腸カタルでも死んでたでしょう。

あと栄養学の知識もなくて、味噌汁とたくあんと、ほかに何かちょっとあれば「おかずがある」って言ってたんですよね。

近藤　平均寿命も、戦後すぐの昭和二二年ごろまでは、男女とも五〇歳いくかいかないか。昔の新聞に「老女、入水自殺」って見出しがあってね。記事には三〇代の女性が川に飛び込んだと。三〇代はもう「おばあさん」だったんです。

それから半世紀で、何万人もの人が百歳を超えられるようになったのは、まず上下水道の発達が大きい。それで衛生状態がよくなって、チフスや赤痢みたいな消化管関連の感染症が激減しました。昔は「腸炎」が死因の第一位だったんです。そして栄養ですね。戦後になって、庶民も肉や卵や牛乳を普通に食べられるようになったから。百歳を超えて元気な人は、肉をよく食べています。

曽野　つまり、衛生状態と栄養状態がどんどんよくなったために、平均寿命がぐんぐん伸びた。医療はみんなが思うほど貢献してない。

近藤　あぁ、そうかもしれませんねぇ。

特に八〇歳、九〇歳を超えてからうっかり医者にかかると、だいたい何か病気を見つけられて、治療されて、早く死んじゃいます。

曽野　そのくせ医学って、性格が悪いのはちっとも見つけられない。根性が悪いのはお治しになれませんね（笑）。

本当に、明らかに年をとったことを自覚したら、病院には行かないほうがいいと、私も思います。それで、花札の「ふけ」（点数のついた札を最後まで一枚もとらないと、みんなから一〇〇点ずつもらえる）みたいに、最後まで生き残ったりするのも困るんですけど（笑）。

近藤　病院通いが日課になっているお年寄りは、ボケたり寝たきりになるリスクが高いですよ。ボケのかなりの部分は薬害と、僕は見ています。
日本人の平均寿命は世界のトップクラスですが、要介護の高齢者の割合が、欧米の五倍以上にもなっています。大切なのは寿命の長さではなく、質ですからね。

風邪は薬で長引く
がんの九割は治療で命が縮む

曽野　たとえば風邪をひいたっていうとき、お医者さまに行くのがいいんでしょうか、行かないのがいいんでしょうか。

近藤　それは、行かないほうがいいですね、うん。
一例を挙げると、医者に行くとよく解熱剤を出されますが、あれで逆に風邪が長引くんです。熱が出てるのは、白血球が一生懸命ウィルスと戦うため。その熱を強引に下げると白血球の力も弱るから、ウィルスが勢いづいて、なかなか治らなくなる。赤ん坊はなおさらです。人間は感染で鍛えられて育っていくんだから、本当はワクチンなんかも打たないで自然の免疫力を獲得したほうが、体は丈夫になります。

曽野　がんになったら？

近藤　治せるがんが一割あります。急性白血病や悪性リンパ腫などの血液のがんは、抗がん剤で完治することがある。ただそれも、六〇歳を過ぎるとほとんど効かない。

また胃がん、肺がん、大腸がん、子宮がんなど、残りの九割は年齢を問わず、抗がん剤を打つと寿命が縮むし、がんの切除手術も九割は体を痛めるだけです。

曽野　がんを治療しても、しかたないんだ。

近藤　がんは、タバコや大気汚染物質や放射線によって遺伝子に変化が起きる、一種の老化現象ですから。若い人のを除いてね。若い時にがんになる人は、生まれながらに遺伝子に変化がある人が多いんです。

それから「がんをほっとくと転移して死ぬ」っていうのはデマです。さまざまながんを治療しないで様子を見た医者は、日本にも世界にも、ほぼいません。僕は慶應病院で一五〇人以上の「がん放置」患者の経過を、最長二四年見ました。
がんは人間が発見した時点ではわからないけど、最初から二つに分かれています。「転移がひそんでいる本物のがん」と「転移のない、がんもどき」。本物のがんは遺伝子が変化した瞬間、死に至る病として決まっている。「がんもどき」はオデキと同じです。僕は二〇年以上、そう主張してます。

曽野　それは宿命ということですか。

近藤　ある種の宿命ですね。

曽野　宿命は、誰にでもありますよね。病気なのか、大火があって火に追いつめられて焼け死ぬのか、船が沈むのか……。がんも宿命なのだとしたら、やっぱり仕方ないんじゃないでしょうか。何かで死ななきゃいけないんですから。

近藤　そうですね。治る、治らないっていう運命は最初に決まっている。
だけれども、痛い苦しいっていうのはやわらげることができるし、今は栄養や呼吸を確保する方法がいろいろあって、かなり延命できます。そういう場面では、いくらでも医療を利用したらいいと思います。

医者に近づかないのが健康長寿の秘訣

曽野　私はね、あのぅ、先生の真っ当な論理と違って、治療をどうするかを年齢で分けてます。治療の年齢差別。

近藤　差別は何歳から受けるんですか？（笑）

曽野　いくつからっていうのは、素人ですからわかんないんですけどね、厚労省に「七五歳で後期高齢者」という線を引かれたのは、私はとてもいい線だと思ってます。七五歳からあとのクラス会は、病人だらけになってきてますから。お腹切ったの、足を折ったのってね。

もちろんそれは治療して、みんな元気でいるんですけどね、そこから先は、あんまり手入れしないほうがいいと思っています。

近藤　いま日本人がかかる病気はほとんど、老化現象ですからね。僕は年齢に関係なく、ごはんをおいしく食べられるのに病気と言われたら、①診断を忘れる。②検査を受けない。③医者に近づかない（笑）。この三つが健康長寿の秘訣と考えています。

曽野　私は一九九五年、六四歳から日本財団に勤めました。それで、健康診断に行ってくださいって言われたけど、ケチん坊なんで……昔はケチじゃなかったんですけど、ケチな夫と結婚したらうつったんです。ケチって伝染、感染するんですね（笑）。

それで検査代は「いくらですか」って言ったら、高かった。

近藤　それは人間ドックですね。

曽野　はい。五万何千円だったかな。それでついに私は、健康診断に行かなかったんです。財団のお金でも、もったいない。誰がお金を払うにしろ、いまどこも悪くないのに行く必要はないと思ったから。忙しくて、そんなの行ってられるかって感じもありましたしね。

それから、やっぱりなんとなくね、まだ3・11以前だったけど、被ばくしないほうがいい……簡単に言うと、レントゲンはあまりかけないほうがいいと思ったんです。

近藤　人間ドックに行くとあちこち詳しく調べられて、治療する必要のない、いろんな「異常」を見つけられて、病名をつけられて、治療が始まってしまう。

この治療っていうのが、いろんな危険行為を含みますからね。場合によっては胃を取られたり、肺を取られたり、劇薬を飲まされたり。そういうことで逆に寿命を縮めるんです。人間ドックや会社の健診がこんなに盛んなのは、日本だけですよ。

曽野　あぁ、そうなんですか。

近藤　曽野さんは賢明です。被ばくのリスクを考えられた点でもね。

ボケもがんも遺伝より生活習慣で決まる

曽野　ボケにしても病気にしても、遺伝的なもので決まるということは、どう考えたらよろしいんでしょう。

近藤　私の知人にも、兄弟姉妹が全員がんという家族がいます。一番下の妹が昔々、三五歳で亡くなって、もう一人の妹も亡くなって、兄が肺がんで。
いや、遺伝で病気が決まるわけではなく、生活習慣や環境要因のほうがはるかに影響が大きいことが、北欧の四万組以上の双子の追跡調査などからわかっています。
そもそも日本人の半分はがんになるわけですから。

曽野　あぁ、それならある意味で普通ですね。

近藤　うちのワイフの家系も、父親の男兄弟はほとんど胃がんだけど、その時代は胃

曽野　がんが多かったのと、同じ家で同じものを食べて育ったのも大きいでしょう。アンジェリーナ・ジョリーは、乳がんになりやすい遺伝子が見つかっていますが、そういう遺伝子も、全乳がんのわずか数パーセントです。

近藤　そのお話、ご本（『がんもどき」で早死にする人、「本物のがん」で長生きする人』幻冬舎刊）で拝読いたしました。

曽野　ありがとうございます。通常のアルツハイマーに原因遺伝子があるらしいという説がありますけど、まだ推測の段階。それに、自分が遺伝子を持ってるとわかっても、どうにもならないですから（笑）。

近藤　そうですね。作家の中には生まれた時から、ある部分がアルツハイマーみたいな人もいますし（笑）。

曽野　脳のCTを撮ると、萎縮の度合いはハッキリわかります。アルツハイマーのほか、脳梗塞を繰り返しても萎縮する。それから、脳をあまり使ってないとやっぱり萎縮しますね。

曽野　私、絶対ある部分が切れていると思うことあります（笑）。ある種のことが言えない、思い出せない。昼ごはんのあと、何を食べたか思い出すのに数十秒かかったり。私は毎日自分でメニュー作って料理もしてるんですけど。

近藤　思い出せないことを自覚されている限り、大丈夫です。

曽野　食べたことは覚えていますけどね。脳の一部が切れるってことは、大いにあるだろうと思います。ですから私は、「遺伝的にあなたの運命は決まっているんだよ」って言われると、それはそれで納得できるんです。私のせいじゃないのねって、気が楽になりますから。

近藤　いいほうに、運命が決まっていればいいですけどね。僕はあんまり調べる気にはならないなぁ。

曽野　私も調べる気にはならないんですけれども。わからないからいいんですよね、本当に。事実、どうなるかわからないでしょう？　あしたボケるかもしれないし、病気で死ぬ前に、地震で死ぬかもしれませんしね。

私の周りでは、昔、心臓にちょっと聴診器を当てたぐらいで「あなたはハタチまで生きられない」「この子は生きられませんよ」って言われた人たちが、九〇いくつまで生きていたり。そういうことだらけで、実におもしろかったです。

ボケは突然、始まって本人はわかってない

近藤　ついに昨年、六五歳以上の日本人が三〇〇〇万人を超えて、これから大変です。

曽野　本当に、ただごとじゃない。ボケだって突然始まりますからね。私は今年八三歳になりますけど、大学の同窓生を見ても、何年か上級生が「あの人も先月からおかしくなった。この人も駄目だ。来月は誰がボケるか」っていうくらいひどい。クラスによって違って、なぜか、私の組はまだあまりボケてないんですけど。

近藤　それは、会うとボケているんですか？

曽野　まず、約束の時間に来られないようです。うちをよく知っているのに、わからなくなったりして。そういうとき、普通は携帯がなくても、どこか電話を探して連絡しますでしょう。それもなく、三時間も遅れて現れる。そういうのばっかり

ですよ。でも、体は大変お元気なの。

近藤　本人は、自分がボケてきてるとは思ってないでしょう？

曽野　ないでしょうね。

近藤　ドジをやって落ちこんでるうちは、まだしっかりしているんです。ボケると本人はその自覚がないから、周りが何か言うと怒り出しちゃったりして。あれ、実は自分で自分に腹を立ててるんですけどね。

曽野　でも「ちょっとボケてるんじゃないの？」って言われたら便利に使えますけどね。なにかサボるとか、お釣りを返さないとかいう時に（笑）。

身近であったのは、人が盗むはずがないものを「盗まれた」って言うのがありますね。すると周りが、「そんなことない。今時そんなくだらないもの盗みますか」って言うから、腹が立つんでしょうね。自分の論理が押し通せないから。そうじゃないかと思いますよ。

近藤　僕が若い時に習った教授が、定年後にボケてきてね。だけどほかのところで勤めを続けて、慶應の行事にもしょっちゅう出てきてました。ある時、明治記念館

曽野　で食事してたら、たまたま放射線科の集まりがあって。僕は出てなかったんだけど（笑）。その帰りがけに、元教授がかなり遅れて悠々とやってきて、まっすぐに、まったく関係のない会場にスーッと入っていくんですよ。

近藤　別の会場に？

曽野　そう。で、「あっちですよ」って言われて「はいはい」って笑顔で。

近藤　いいお人柄になられましたね。私と同じくらいの年齢の人ですけど、有名な財界人のお別れ会に出るために都内のホテルまで来てね。「私、どこに行けばいいのかわからない」って言ってるのを見かけたことがあります。

曽野　結局ボケで一番困るのは、徘徊なんですよね。周りが心配しちゃって。

近藤　でも先生、徘徊ってこの頃減ったような気がなさいませんか。

曽野　うーん。

近藤　徘徊老人。一時ほんとに大変でした。夜の道を探して歩いて。

曽野　どうしてでしょうね。地方は、みんながその人を知っていて小さいコミュニティだから、わりと安心していられるけど。

曽野　「あのおじいさん、家に連れて帰ってやんなきゃ」って思いますね。私の家のある近くの駅もそうですよ。昔住んでいらした作家の方が、時々お家がわからなくて帰れなくなるんだけど、駅前の床屋さんが必ず連れていってあげてた。いい街ですよ、そういう意味では。

ボケたくなけりゃ頭と体を使って、薬をやめなさい

曽野　同年代の知り合いが、本当に恐ろしい率で、ボケたり動けなくなったりして、生きながら死んでいってるのを見ると「私の精神的な寿命も、あと一カ月かな、三カ月かな」と思う時がありますよ。

近藤　いや、曽野さんみたいに執筆されて、講演されて、人と会ってっていう方は、ボケにくいですよ。ボケの原因はやっぱり、生活習慣が大きいです。たとえば、タバコを吸っていると早くボケる。

曽野　それは脅すのにいいですね。

近藤　それから、家でじっとしているのはよくない。きちんと頭を使っているとか、人とのつき合いが多いとか、ちゃんと活動していれば、血液もちゃんと脳に上がります。しゃべったり、歌ったり、よく噛んだりして「口をよく動かす」こと、手と指を使うことも、脳の幅広い領域へのよい刺激になります。とにかく頭と身体をくまなく、まめに使うことです。

曽野　あ、全部やってます。うちの生活は厳しいんです（笑）。

近藤　もうひとつは、いまボケている人の多くは、薬が原因だと思うんです。

曽野　かもしれませんねぇ。

近藤　血圧を下げる薬だけで三種類なんて、普通ですから。老人ホームで調べたら、平均一〇種類以上飲んでたとかね。薬漬けのお年寄りが本当に多い。
　薬を全部やめさせると、調子がよくなったという人ばっかりで、悪くなった人の話は聞いたことない。だって、年をとると血管が硬くなるから、必要があって体が血圧を高くしているのに、わざわざ病気だと言って下げるんだから。すると血が頭にいかないから、ボケや脳梗塞にかかりやすくなる。

曽野　そりゃそうですよね。

近藤　最近は精神に働きかける薬も多いですし。

曽野　私は今までに、薬を飲んで三回ぐらいひどい目にあったので、飲まなくなったんです。

近藤　それはよかった。いま召しあがっているのは、白湯《さゆ》ですか？

曽野　はいはい、ただのお湯です。昨日失敗してね、すごくおいしいマレーシアのカレーを食べたら、トウガラシで胃が悪くなって。辛いもの大好きなんですけど、この頃あんまり食べられない。胃が悪い時はお湯がいいんですよ。これ中国人のやり口です。

で、今ね、胃が悪いから稲の茎みたいなセンブリっていうのを飲んでいます。恐ろしく苦いんですけど、私は苦いのは平気です。来年からセンブリを家の庭に生やしてやろうというのが、私の計画です。いつも、計画が遠大なんです、もともとから。

がんでも、人間は常に希望を見つける

曽野　患者さんはどうですか？　希望がある方、ない方といろいろでしょうけど、日々をどういうふうに過ごそうとしてらっしゃいますか？　とっても興味があります。

近藤　人それぞれですけど、僕の外来にみえる患者さんは非常にアクティブな人が多いから、目いっぱい働いて、定年後はいろいろ習い事をやる人が多いです。先日は七〇代の女性患者さんが、最近ドイツ人と知り合って、メールでやりとりしたいからドイツ語をちゃんと勉強するって。

曽野　あぁ、なるほど。あれは語尾変化がやたらに多くて、もったいぶった言語ですけど、身についたらすてきですね。

近藤　彼女は、ほかにもやりたいことがこんなにありますって言ってました。そうい

う人たちは、楽しい人生を送れると思いますけどね。

曽野　打ちひしがれちゃうと、どうなるんですか？

近藤　僕の患者さんにはわりと少ないです。がんでも、人間は常に希望を見つけるから。たとえば、女子校の教師が乳がんになって、治療しながら教えてたけど再発してきた。それで退職して、新たにコンピュータの技術を身につけて、ＪＩＣＡ（国際協力機構）なんかでお手伝いしたいって。

　僕の目から見ると、あと三年生きられるかという感じで、本人もそれはわかっているんだけど「ハローワークの講習会で、全部満点とりました」って持ってきてくれたり。そういう人たちは、すがすがしいですよね。

曽野　思い出しました。南アフリカのヨハネスブルグで、知り合いの神父さまがエイズ・ホスピスをやってらしてね。患者さんが亡くなると、シーツにくるんで二人部屋に置いているというので、私たちが霊安室を作ったんです。

　その霊安室から数十メートルのところにパラソルを立てた芝生のスペースがあって、患者さんがいるのね。二週間いる人も、翌日亡くなる人もいるそうです。

その中の一人が家族への編み物をしていて、編み上げるまでは生きていたいって。濃密な時間ですよね。私、そういう話すごく好きなんです。

患者さんを見てらして、やっぱり生きる姿勢によって、残り時間も違ってくると思われますか？　感覚的に。

近藤　一生懸命やっていれば長生きできる、っていう証明はないんですけどね。やっぱりポジティブな人のほうが、長生きしているように見えます。再発がわかると落ちこんじゃうタイプの人は、活力がなくなるから、生きていてもおもしろくないでしょうし。

曽野　運動はいかがですか？

近藤　最近はシニアもスポーツクラブなんかでよく運動するようになって、七〇代の日本人の体力が、一二年前に比べて五歳ぐらい若返っているそうです。体の機能は努力によってかなりキープできるし、筋肉も、九〇歳からでも鍛えられます。

体を若く保つには動かさないと駄目だから、まず歩く。電車でもなるべく立っている。ヨロヨロしていては無理だから、そうなる前にやっておかなきゃいけないですけどね。

曽野　私は駄目ですね。両足首を折ってますから、電車はすぐ座ります。講演は二時間立っていられるけど、新幹線に乗って二時間立って、どっかまで行けって言われたら嫌だわ。これ心理的なものなんですね。実に人間って勝手なもんだと思いますよ。

地震がきてもスピーチを続けた理由

近藤　そうだ、これをうかがおうと思ってました。曽野さんが菊池寛賞受賞のスピーチをされた時（二〇一二年一二月七日）、始まってすぐに、震度四ぐらいの地震がきましたよね。シャンデリアもかなり揺れて、ホテルのスタッフはあわてて走りまわっていました。しかし曽野さんは微動だにせず、立ったままスピーチを終えられて、「さすが」という声が上がっていました。

曽野　指揮官、ないしは目立つところにいる人間は、異常事態であわててはいけない、ということを、習ったことがあるんです。それは任務なんですね。目立つところにいる人の。だから、絶対にあわてないで普通にしていなければならないんです。

近藤　いや、お見事でした。

曽野　それとね、私は計算高いんです。あの瞬間、築五〇年のわが家よりは、このホテルの建物のほうが安全だ。よかった、ここで地震にあって、と思ってました。この授賞式に出ているたいていの人が、そう思ってるだろうって（笑）。

近藤　勉強になります。

曽野　人生の処し方を、いろいろな機会に習いました。以前、盲人の方たちとイスラエルに行って成田へ帰ってきた時に、いきなり猛烈な爆風でターンテーブルの入り口の、ゴムの厚いカーテンがブァーっと上がって、白煙が入ってきたんです。荷物室で爆発があって、人がひとり亡くなった事故だったんです。
　でも税関の係員は誰ひとり、手を止めなかった。普通に「どこからお帰りですか？」って。そういう時に彼らがあわてたら、パニックが起きますからね。「目立つところにいる人は、あわててはいけない」ということを、私はその時にも習ったんです。

近藤　なるほど。目のつけどころが違う。

曽野　そうそう、ある時イタリアからアリタリア航空で戻ってきたとき、飛行機がやたらに旋回するばかりで、全然成田に降りないんです。私は、初め、機体の故障だと思っていました。

その時、私は添乗員みたいな立場だったから、エコノミーの一番しっぽに座っていたんですけど、クルーが一斉に、うしろの配膳室に入ってきたんですよ。騒いじゃいけないと思ってジーッと見てたら、なにか説明してる最中に、中のひとりがタバコを吸ったんです。それで「あ、これは命に関わることではないな」と思いましたね。本当にひどい状況の時は、タバコなんか吸いませんでしょう。あとで聞いたら、成田が雪で降りられなかったんです。それで私たち乗客は名古屋空港にとめられて、えらい思いはしたんですけどね。

近藤　名古屋からどうやって帰られたんですか。

曽野　空港に、食事もなく一時間か二時間とめられて、また成田に戻ってきました。だから皆へとへと。でも、やっぱり旅っていろいろ学びます。タバコはいけないと私も思うけど、それ以来、タバコのみは大好きです。

近藤　昔は機内でタバコを吸えてましたね。タバコといえば、東日本大震災の時、宮城の大川小学校の児童が津波に飲み込まれましたよね。

曽野　ええ、知っていますよ。

近藤　山によじ登った子どもと大人だけが何十人か生き残った。その時寒くて、朝まで焚き火をしたそうです。テレビでその時のことを取材していて「なにで火をつけたんですか?」。答えはライターでした。タバコのみがいなかったら、みんな凍え死んでたんだと思って。

曽野　大川小学校っていらしたことないでしょう?　私見てきました。校舎の裏に崖が迫っていますから避難路を作れたんです。

河口からは四キロと遠いけれども、小学校は海抜が一・八メートルくらいしかない。なのに、避難路を作ってなかった。予算がつかなかったんでしょう?　その理由に私は怒っているんです。親が、自分たちで勤労奉仕して作るべきなんですよ。やっていれば必ず地元の土建屋さんが「そりゃあ気の毒だ」って、人を貸してくれたり、重機を貸してくれたりするものです。
誰かが考えてくれるのを待ってるんじゃ駄目なんですのにね。

くだらないことでいい、熱中できる趣味は身を助く

近藤　いろんなことに興味を持って、なんでもやるのが一番ですね。

曽野　そうです。くだらないことでいいんですよ。そのほうが時間がつぶれますよ。私はやってませんけど、株なんかで儲けようと思っている人って入院中でも治りがいいみたいな気がします。

近藤　あれはずっとコンピュータに張りついてないといけないんですよね。

曽野　昔は短波放送を聞いている人がいてね、私の友達はタバコをパーッとふかしな

がら麻雀やって、合間に時々短波放送を聞いて、売った、買ったってやってました。えらい人だなと思って、改めて感心したことがあります。見ていてすごく明るい感じでしょう。

近藤　好きなことに熱中するのが一番です。女性だったら料理や手芸も、手を使うのは頭を使うことだから、とってもいいんです。昔の人は朝から晩までいろんな家事をして、寝るのも夜遅かった。そうやって働きづめで手足を動かし続けてきた人が、今長生きしています。

曽野　それから、一人でできる楽しみとして、やっぱり読書は大事だと思います。人間はもともと一人ですものね。

近藤　頭も使うし。読書をするつもりになれば、もういっぱい本があるんですからね。

曽野　私、本を読んで一人で笑ってますよ、時々ね。

近藤　先日、患者さんが「五〇歳ぐらいまでの間に、楽しめることを身につけられなかったら、それ以降にやろうとしても無理じゃないか」と言ってたけど、年齢に関係なく、思い立った時が始めどきですよね。

曽野　私、畑に種をまき出したのは五〇過ぎてからです。最初、五〇歳直前に教えられた時には嫌なことだと思って、教えてくれたおばあちゃんの前に突っ立って、腕組みをして、手伝わなかったんです。その人がいなくなって何年か経って、ふっと、そうだ種まいてみよう、木を植えてみようと思うようになりました。人生のある時において、私は種まきと木を植える楽しみを教わったんですけど、それをすぐには受け取らなかった。でも、そうやっていつの日か影響を受けるってことはありますよね。受ける気があれば。

近藤　高齢者の恋愛や結婚のことも、最近よく話題になりますね。

曽野　私の友達は、六〇歳で初婚で結婚したんですね。えらいもんだと思ってたら、その夫と別れて、今は二〇歳年下の外国人とラブラブなんだそうです。私、それはもう全然構わないと思うんですけど。

近藤　そのままうまくいったらハッピーですね。

高齢者の冬山登山は「人困らせ」

近藤　ともかく何歳になっても、意志があれば新しいことはできる。

曽野　ロシア語を始めるとかいうのはちょっと大変だと思うけど、タップダンスをやるとかね。

近藤　高齢になってから山に挑戦するっていうのもはやってますよね。レジャー白書を見ると、山に登る日本人は五パーセントぐらいだけど、六〇歳代以上は八パーセント近い。

しかし、みんなが山に登っているから自分も登ろうって、体力もないのに行って、周りに迷惑かけて、では困りますね。やっぱり老人になってからできることっていうのは、若い時とは違ってくるわけで。

曽野　はい。大いに違ってよろしいんでしょう、きっと。

近藤　特に冬山だとかね、チャレンジするから大変なことになってしまう。

曽野　あれは、人困らせですね。他の人を危険に巻き込みます。

近藤　僕も、高齢者が冬山に行って遭難しても全然同情はしないの。かわいそうだとは、これっぽっちも思わない。

曽野　やっぱり、分相応じゃないと。分を知って、この程度ならお許しいただけますかっていう姿勢がないと具合が悪いですね。

近藤　それから、高齢者はよく趣味のサークルを作りますけど、すると、なんでも競争になっちゃう。「私はあそこ行った、ここ行った」って数を競ったり、バードウォッチングでも、「この鳥、観たわ」「私は観てない」って（笑）。それが僕はあんまり理解できない。本当に好きでやっているのかなって。

一日一万歩で体を壊す
トレーニング好きは人間だけ

曽野　あの、歩く趣味のおばさんやおばあさん、たくさんいますでしょう？　一日に一万歩とか。ああいうのは意味ありますか。

近藤　歩くことはいいんですけど。ただ、それが目的化している感じがします。歩いて楽しいわけじゃなくてね。僕の友人は、太っているからダイエットしたいって、はりきって歩いてたらヒザの骨を痛めて、かえって動けなくなっちゃった。本末転倒ですよね。

曽野　私は一万歩なんて歩く時間ないんです。他にやらなきゃいけないことがあり過ぎて、忙しくて。洗濯しなきゃいけないし、あそこ片づけなきゃいけないし……って思うと。

近藤　うん。一万歩だと、さっさと歩いても九〇分かかりますから。

曽野　その前後もいりますしね。

近藤　トレーニングする動物って、人間だけなのね。他の動物はだいたい、時間があると寝てるわけで（笑）。

曽野　私も時間があると寝てます。本は寝て読むものと思っていますので。母は正座して本読めなんて教えませんでした。

近藤　だから、体を使わなきゃいけないっていうのも、日常生活でいろいろなことをすればいいわけでね。うーん。結局いまは、家事なんかで体を動かすっていうことがあんまりないから。それで強制的に歩いて補おうということになっているんでしょう。

独居老人五〇〇万人野垂れ死にが普通になる

近藤　孤独死の問題もありますね。いまはまだ「孤独死はいけない、孤独死したら大変だ」、みたいな風潮があるけど、すぐ変わるでしょう。

すでに独居老人が全国に五〇〇万人もいて、「団地孤立死」なんかしょっちゅう起きてますよね。団塊の世代の熟年離婚も多いし、状況はどんどん厳しくなります。みんな、これからは野垂れ死にが普通になると思ってないと。

曽野　おっしゃる通りです。今はまだ、パンフレットの中だけでも、介護する人がニッコリ笑ってくれてるけど、あんなこともなくなりますよ。そもそも日本は微笑み過ぎの国ですけどね。何であんなに、ＮＨＫのアナウンサーでも誰でも、微笑んでいるのか。

近藤　若い人たちは、つまらないことですぐ笑い合うしね。病院の中なんかでも二人で歩いてるのを見てると、一言、二言なにか言っては、必ずハハハって。

曽野　私そういう時、断じて笑わないんです。本当におかしい時だけ笑いますけどね。うちの夫はね、数日前に「僕は総合病人だ」って言ってました（笑）。

近藤　総合病人？

曽野　総合病院ってあるけど、自分は総合病人なんだそうです。ふたつ以上ね、具合が悪いところがあるから、総合病人だって。

近藤　そのときは爆笑された？

曽野　いいえ。でも「大したもんね。あなた、えらいわね。単科病人じゃないんだから」って、イヤミを言いました（笑）。

近藤　曽野さんは老いと死について、精力的に書き続けておられて。

曽野　最近『二〇五〇年』という小説を書いたんです。看る人がいなくて、老人はぜんぶ野垂れ死に。私ね、ものごとの悪いほうだけ、ありありと見えるんです。良いほうはあまり見えないんですけどね。

主人公は七五歳で、妻に先立たれて、持ち主のいなくなった宅地跡に住んでいる。そういう年寄りはすぐ強盗に殺されるから、うちを捨てて人のいない荒地に隠れ住む、という想定です。嫌な場面があって、若者が老人ホームに火をつけて「年寄りを一挙に何人始末できた」って手柄にする。そういう話です。

近藤　それはありえますね。人口のことを考えてもね。僕が属してる団塊の世代以降、がくんと人口が減っていく。老人の数も減っていきます。

それで政府や関係者が何を考えているかっていうと、いま介護事業にお金を費やして箱モノを作って人を雇っちゃうと、団塊の老人がいなくなったあと、入る人がいなくなる（笑）。

曽野　だから自宅でなんとかしろ、ですか？

近藤　そう、介護事業にはもう金も人手もかけられないから在宅でやってくれって、いま盛んに在宅誘導をしているわけです。

曽野　まずできないと思いますけどね。

近藤　ロボットはどうでしょう。私はかなり希望をつないでいるんですけど。ベルトコンベヤーに乗っかってお風呂に行くと、服をパッと脱がして、ドボンとお風呂に入れてくれるくらいのことはできるでしょうから。その手のロボットは、最近は出てきていますよね。

曽野　野垂れ死によりは、機械的な形でもいいから生き永らえる道を選ぶという人は多いかもしれませんね。

近藤　でもね、心の問題があるでしょう？　ロボットにやってもらって生きていくよりは、いい加減なところで切り上げたくなると思いますよ。

曽野　人はロボットに介護されてどこまで生きたいか。小説のテーマになりそうです。

近藤　『二〇五〇年』に書いたのは、四〇年以上も意識がないまま一二六歳まで生きてる人の話。それを知った男が「医者が長寿記録を作るためにやってる」って腹を立てて、病室に侵入して、チューブを全部ひっこ抜くんです。

近藤　確かに、胃ろうを造ると意識がないまま一〇年以上生き続ける患者さんがいっぱいいます。

曽野　これから一番大変なのは、いやな話ですけど「年寄りをどう始末するか」っていう問題ですね。どうしたら穏やかに、比較的幸福に、不当な長生きをしないようにするか。もう始めなきゃいけないことですけど、国も医学界も何もやっていらっしゃいません。国だけじゃなくて、長寿に奔走したドクターたちにも責任がありますよ（笑）。

介護はまず、汚物の洗濯が大問題

曽野　私が知りたいのは、これからの介護問題について、行政や医療界は、どういうふうに危機感をお持ちなのかということです。

近藤　うーん。医療現場には、危機感はないでしょう。病院の中では、とにかく来る人を診るだけ。だから施設に入れない人なんかが困るわけです。

曽野　もうすでに、最悪の事態が始まっていますよね。私はこの家で三人、親を看たんですけどね。その頃はのんきで、手伝ってくれる人もいました。

　介護ってまず、おむつの洗濯から始まるんですよ。当時すでに紙おむつもあったけど、布おむつも使ってました。するとまず、大便を流したあと、汚れたおむつを外でざっと手洗いする場所がいる。その次の段階で、おむつ専用の洗濯機にかけて、本当にきれいになってから、みんなのと一緒にもう一度洗っていました。

　介護って、汚物のついたものを洗える場所がないとできない。だって、うちでは、布団まで洗いましたもの。人工肛門がひとりいましたので。

近藤　あぁ、それは大変ですねぇ。

曽野　義父が人工肛門になったんですけど、その時はもう頭がぼんやりしていて、医療行為の結果、お腹から突き出たチューブの末端から、ヘンなもの（大便）が出てくるってことが、認識できなかったんです。だから（自分の大便を）みんな摑み出しちゃう日がありました。

曽野　「手こね」ってやつだな。

近藤　はい。それでお布団まで汚れて、洗ってたんですよ。一日に何枚も。もう大変。そういうことは誰にでも突然、始まるかもしれないんですから。

曽野　実はいま大腸がんが全体的に増えていて、その中の直腸がんは人工肛門になりやすいんです。これはできるだけ避けないと、ボケたりすると大変。本人はわからないからいいけど、周りがね。

近藤　でもね、先生、人工肛門って最期はとっても楽ですよ。お腹の丸い丘の上に人工肛門が突き出てますから、とってもきれいにしやすいんです。ヒダみたいなものもなくて。だから、人工肛門は、最期は介護者孝行だと思いました。

曽野　お尻から出てくるウンチと格闘するよりもね。

近藤　そう、あとがきれいにしやすいんですよ。

曽野　最期、本人の力がなくなって動けなくなると、人工肛門はラクですね。ただ、中途半端に意識があって力があって、自分でいじれたりすると「手こね」になっちゃう。

長く生きることが
貴い、という国民的思いこみ

近藤　日本には「とにかく長く生きることが貴い」という価値観がありますよね。意識を失っても寝かせっきりにして、強制的に栄養をあげてずっと保《も》たせようという。

曽野　私の実母が危うくそうなるところでした。かかりつけのドクターがいい方たちで、管をつけなかったんですけど、母は食べないんです。口に入れても。

近藤　寝たきり状態で？

曽野　えぇ、ぼーっとしていて。だから文句も言わないし、痛いとも言わないんですけど、食べないんです。口に入れても溜めてしまう。ですからこうやって頬を軽く叩いてね、それで入っていくかなぁっていう程度でした。でも、ごはんを食べさせるのに二時間もかかるから付き合ってられない。

それで誰でも、夜は付き添いさんとか、枕もとを通りかかった人が、食べものをひとさじずつ入れることにしました。あとミルク紅茶の砂糖のかなり強いのを、吸いのみで口に入れました。二四時間「給餌《きゅうじ》」をしてたようなもんです。

それからお舅さんは甘いものが好きだったから、チョコレートと梨をすりおろしたジュースも飲ませました。


近藤 日本の介護職の人がヨーロッパに研修に行って、食べたがらない病人の口にスプーンで流しこもうとすると、「虐待だ」って怒られたという話があります。

その辺からまず日本と欧米の考え方が違う。日本だと曽野さんのお宅みたいにスプーンでちょっとずつあげるのは、かなり自然な行為ですよね。

だけど、さらに一歩進んで、ボケて意志表示のできない老人の胃に管を入れるかっていうと、これは日本人だって「ちょっとおかしい」と思う。でもやってしまう国民性って、どこから来るのかと。

曽野 逆に、本人の頭がはっきりしていて「どうしても食べたい」って言うなら、私は食べさせます。肺炎になったってかまいませんよ。

欲っていうのは非常にその人の人生とつながりがあって、これは聞いた話ですけど、ある流行作家が死ぬ前に、指二本を立ててみせたんですって。その意味は「二億円貯めて死にたい」（笑）。もうすぐ死ぬというときにも、そういう執念はあっていいと思う。

運命を呪い、最期まで怒鳴り散らす人々

曽野　先生は、さまざまな死に立ち合われてますよね。
近藤　最後の最後まで、病院で怒鳴り散らしている患者さんもいます。
曽野　それ、いいんじゃないですか？　元気あふれて。怒鳴るのもおもしろいかもしれない（笑）。男ですか？　女ですか？
近藤　男が多いかな。

曽野　怒るんですね、運命に対してね。

近藤　そう、運命を呪って、なにもかも周りのせいにして、最期まで怒り狂いながら死んでいく。女性にも時々います。僕の前では優等生なんだけど、ナースたちが手を焼いて、ほとほと困り果てたりね。がんだ、再発だ、自分だけ死ぬんだってことが許せないんだろうなぁ。ちょっと人に気を遣ったら、周りもナイスに扱ってくれるのに。

曽野　きっと、自分がすべてなんですね。自分は病院の患者の一人である、たくさんのがん患者の一人であるというスタートポイントに立ちにくいんでしょう。

近藤　半分ボケが入っていることも多いです。

人間の脳は本能の部分が最初にあってね。脳が発達するにつれて知識や理性を司る新皮質ができて、原始的な古いところを抑えています。ところが新皮質の細胞が脱落していくと、抑制がとれて感情が全開しやすくなる。「感情失禁」とも言います。がんの再発とかわかると、一気にブレーキがとれて本能むきだしになってしまう。

曽野　亡くなる間際も、若い人のほうがしっかりしていることが多いです。

近藤　若い人のほうがかわいそうなのに。

曽野　本当に。そういえば若い患者さんで、わけのわからない態度をとる人は、今までで一人もいなかったなあ。

近藤　でも私に言わせれば、最期までジタバタするのもいいんじゃないかと思いますけどね。それも生き方ですよね。

曽野　ジタバタはいいんだけど、あんまり周りを悲しませちゃいけないですね。あと体力を使わせたり、気力を消耗させたりもね。

近藤　いやなおじいさんとおばあさんが死ぬと周囲はほっとします。みんな「万歳！」。そういうのもいいんじゃないでしょうか？「良かった。死んでくれて！」って、素晴らしい幸福を与えられるでしょう。

曽野　そういうこともありますね（笑）。

近藤　お通夜の席で、誰も泣くに泣けないでしょうね。嬉しくて（笑）。私はその手もアリかなあと思ってます。

家で枯れるように
老衰で死ぬのがいちばん快適

曽野　私はね、農業をやって納得したんです。必ず「間引き」をやらなきゃ、どんな葉っぱひとつでも育たないんです。

だから人間もある程度積極的に、生かす者を生かして、勢いの終わった老人をとっていくことが必要なんです。私が決めたんじゃなく、それが自然の摂理というか。一粒の麦がもし死ななければ……って有名な言葉がありますけど、あれも親麦が死ぬことで、豊かな実りが得られるという話ですから。

皆いつまでも生きられるような気がしているのは、農業しなくなったからですよ。私は畑でもって、自分が「間引かれる」ほうに賛成して、納得しているんです。間引くか、間引かれるか、どちらかになるんです。

近藤　老人は体が弱っても病院に行かず、食べられなくなったら無理に食べず、そのままま家で枯れるように老衰死。これ、実はいちばん快適に天寿を全うする方法なんです。

曽野　野垂れ死にしかなくなれば、介護保険も一切いらない。そういう時代になったら、ドクターに診てもらいたくても、大金持ちが金積んでも人手がないんですから、どうにもならない。

近藤　昔は貧しくて「うば捨て」が当然の時代があったけど、今度は人手がなくなる。そしたら貴重な労働力を介護に使うより、ものを生産しろっていう話になりますよね。今まではある意味、余分なお金でやってきたわけだから、日本に生産力がなくなったら、介護には回せません。

曽野　聞いた話ですが、私くらいの年齢の人が、標高の高い避暑地に、ひとりで犬を連れて引っこんだんです。経済的な理由もあって。

冬は、極寒ではないけど、周りに誰も人がいないわけです。それで、電話して「どうやって生きているの？」って聞いたら、暖房は灯油屋さんが、ひと月に二回、入れに来てくれる。食べ物は生協に、週に一回ぐらい電話をして、メモしたのを言うと全部持ってきてくれる。だから、なにも困らないんですって。お天気のいい日にはワンちゃんを連れて散歩して。

近藤　年をとってからルームメイトを見つけるっていうのも、難しいだろうなあ。

曽野　駄目ですね。家族でない人たちの合同生活だってほとんどの人がみんな自分が介護を受けることしか考えてないから、相手が先に倒れたら、たぶん看ませんよ(笑)。

近藤　だからこれから先、介護してくれる人がいなければ自分で自分を看て、力尽きたらそれまでっていう時代が一度は来ると思いますよ。それがいい、悪いっていう話じゃなくて、どうしてもそうなっていく。その後、日本の人口が減ったところで、また違うシステムが出てくるんじゃないかと。

親の介護をめぐる女たちの受難

近藤　介護制度が機能しなくなると、どうしても女性にしわ寄せがいきますね。
　僕の外来に定期的に通ってくる女性患者さんは、五〇代、六〇代の乳がんの人が多いんだけど、話を聞くと、たいていどこかで介護の問題にぶつかってますね。「いま介護の真っ最中」とか、中には「親を入れる施設がないから、転々と三カ月ごとに子どもたちの家を回っている」とか。介護のために仕事を辞めたり、田舎に帰ったりして一生懸命なんだけど、年をとって自分が介護してもらう時には、子どもがいなかったりするわけで。
　末娘がずっと親を看てるんだけど、親はたまにしか来ない姉には愛想がよくて、毎日世話してる自分には文句ばっかり、みたいなこともよく聞きますね。

曽野　中年以降の教育がないんでしょうね、日本には。たいてい長男の嫁が憎らしくて、たまにくる次男の嫁にお小遣いやったりする。「あなたもそうですよ」、っていう教育を、どこかでやればいいんでしょうね。生涯教育を考える人なら、改めて七五歳以後の教育をし直したらどうでしょう。

近藤　ただ、そういうのはね、これはひどいという極端な話が伝わるわけで、そうでない話も結構あるんですよ。

がん患者さんの長男の嫁が、もう本当に心から義理のお父さんのことを考えてね。夫そっちのけで必死で情報を集めて、僕のセカンドオピニオン外来に来ても、嫁さんばっかり一生懸命質問したり。お姑さんにお嫁さんがひとり付き添ってきて「がんもどき」だってわかったら、うれし泣きしたりね。

それは今までいろいろお嫁さんに優しくしてきたとか、いい人間関係を作ってきたんでしょう。

老人ホームの静けさ お喋りの楽しみ

曽野　老人ホームに行くと、びっくりします。みんなほとんど喋らないんですね。
近藤　高級な老人ホームになるほど、食事の時間もみんな前を向いて、シーンとして食べていると聞いたことがあります。

曽野　それは本当です。私の知人はまだ普通の話ができるんですよ、私ともよく喋って。ところが、入った老人ホームの同じ階に四〇人くらいいらっしゃる中で、一人か二人ですって、会話が成り立つ方は。あとは全員喋らないそうです。そうならないうちに、何とかならないものかと思いますけどね。

近藤　悲しいですよね。

曽野　たぶん多くの人が、耳がよく聞こえなくて、「聞かなきゃいけない」とも思っていないことも大きいでしょう。耳が聞こえないって、重大なことなんですね。老年になると、ある意味、目が見えないよりも怖い。

近藤　老人ホームは何度か訪ねたことがあるけど、生気ってものがないですね。お遊戯も「させられてる」だけで、楽しいことがないんだろうな。

曽野　やっぱり、自分の好きなことやらないと。私の道楽なんて、全部一人ですよ。誰も一緒にやらないですもんね。小説書くのも道楽みたいなものだけど、お料理だって畑だって読書だって一人。だから、人生って基本は一人で楽しむものだと思いますけど、人とお喋りぐらいはできないと。

近藤　日本人は遠慮するから。

曽野　知らない人と喋るっていうことをしませんよね、日本人って。まぁ、相手は一人でいたいかもしれないのに、ご迷惑かなって思う気持ちは、わかりますけどね。

ずっと前、歌舞伎を観に行ったら隣りに青年がいて、台本を読んでいるんです。それで私、「おえらいですね」って声をかけたんです。「私はイヤホンガイドをつけてるからわかりますけど、つけないで、何が何だかわからない掛詞みたいなのをおわかりになるんですね、台本で」って言ったら、「僕は田舎から、歌舞伎を観たいがために東京の大学に来たんです」って。それで、最後に撒き手ぬぐいをやりましたらね。

近藤　うん？

曽野　お正月なんかに舞台から、弾みたいに丸めた手ぬぐいを放る。そしたら、私のところに来たから、その人にあげたらすごく喜んでね、「お話できた思い出によかったですね」って。喋ればいいでしょう、どっちかが。そういう感じだと思うんですけどね。

老いては、体のブレーキに従え

曽野　この年になっておもしろいことを発見したんですけど、この頃、やっぱり私は仕事の量も制限されるようになってきました。っていうのはね、コンピュータを見てると目が乾いてしまうんです。

近藤　ドライアイですね。

曽野　そう、ものすごく痛いんですよ、角膜が傷つくんでしょうか。原因を考えると、どうも長時間書くと駄目なんです。だから、人間って自然に年齢とか疲労の程度とかでブレーキがかかるんだとわかりました。歩くのも一五キロなら歩けるけど、三〇キロは駄目みたいな限度ができますでしょう。それを体に教えられるのは、便利だと思う。何回か失敗しますけどね。目が痛くなって、眼科に薬をいただきに行くと「あ、またやりましたね」って。

近藤　自分の体と対話するっていうのかな。

曽野　そうです。そんなに書かなくていいってことなんでしょうね。書けるだけ書けばいいわけで。それに気づかないで頑張っている日があるらしい。すると、てきめんに警告が来る。ありがたいことですけどねぇ。

近藤　僕も患者さんによく、運動でもなんでも「無理してやることない」って言います。

曽野　昔は、もしかしたら何でもできるような錯覚がありました。でも今は、できないことがすーっと見えてきたんです。まず七四歳の時に足を怪我して足首が駄目になってますから、私はいわゆるジャンプも縄跳びも出来なくなった。それから駆けることもね。

近藤　でも、その後も世界中を旅行されて。

曽野　はい、縄跳びしなくても、人間やっていけるんですよ。やれる範囲で生きていればいいんでね。ただ、その範囲を超えると皆さまにご迷惑がかかるから、ジョギングなんてもうできないし、する気もない。その代わり、こまめに体を動かします。

近藤　それでまぁ、どうにかこれまでやってきたからよろしいんでしょうね。ちょっと僕の話をすると、年をとるってこういうことかって最近わかってきたのは、自分が老いてきた実感が、普段はないんですよ。精神状態は、昔と全然変わってない。だけど、鏡の前に立つと頭が白くなってるし、階段上がるとちょっとヒザが痛いとか。それで「あぁ年とったんだなぁ」と思うんだけど。自分で、いいほうに少し変わったと思うのは、作家の前で口幅ったいけど、以前よりは多少文章が上手くなったかな。

曽野　書けば書くほど上手くなりますよね。

近藤　昔のを読み返すと、ちょっと恥ずかしい（笑）。

曽野　私はね、料理が上手くなってきました。

近藤　曽野さんの手料理は、おいもを煮たのも、ガスパチョも、お赤飯も、本当に美味しいです。きょうは曽野さんにお目にかかると思ったら、診察中に、いものことを思い出しました。

曽野　さといも、きょうも煮てますよ。どうぞ。

近藤　このレモンの風味が、ほかにないですよね。

曽野　作り方が全然わかんなくてもね、これを作ろうと思うと、どうやらできるようになってきたんです。料理って作戦なんです、strategy《ストラテジー》。材料がこれで、うちにこれだけあってって腕組みして考えてると、「うん、こうやりゃいいんだ」って。そこにレモンを入れるとか、ゴマダレをかけるとかいろいろありますけどね、結構美味しいものができるようです。それが、私は楽しくてしょうがないの。

毎日毎日、やることがあるのが最高のアンチエイジング

近藤　人間「やることがある」って、幸せなことですよね。

曽野　本当にそうです。今日一日何して過ごそうかと毎朝思う高齢者がいるそうです

けど、それはたぶんかなり不幸なことでしょうね。

近藤　義務感っていうのか、「きょうはこれやらなきゃ」ってことがある限り、人は元気でいられる気がします。

曽野　私のアンチエイジングは、義務がいっぱいあることだろうと思います。毎日毎日、今日はこれとこれとこれをやらなきゃいけない。それは重大なことから細かいことまで。

だから私の原稿を渡された編集者は「ひでぇ原稿書いてきやがった」「ボケたねぇ」なんて言ってらっしゃるかもしれないけれども、毎日することがあるっていうのはありがたい条件です、私にとっては。

近藤　年とってひまだと、あっちが痛いとか眠れないとか、体のことばっかり気になるし。

曽野　それはこの間、美智子皇后陛下がおっしゃってたこととそっくりです。皇后陛下はお首が「頸椎症性神経根症」というご病気でお痛い。でも毎日ご公務がおありになるでしょう？　それを、痛むからってキャンセルなさらなかったんだそうです。それが痛みを防ぐっておっしゃってました。それで私も、あちこち痛むから、アフリカにまいります、と申し上げたんです。痛い時こそ仕事をしているほうがいいし、アフリカに行って暑い暑いとボヤいているほうがいいんです。なにしろジブチなんて57℃でしたから。痛いから行けないって家にいたら、ますます痛むだけなんですね。

近藤　年をとるほど「きょうよう、きょういく」が大事だって、誰かが言ってました。教養と教育じゃなくて「きょう用がある。きょう行くところがある」ことが。

曽野　それも、実にくだらないことでいいんですから。きょうはこの本の山だけ片づけよう。庭で採れたこのきゅうりで、なにか作ろうとか。本当につまんないことでよろしいんですから。

近藤　それは義務とは別の言葉が合いそうですね。毎日、工夫して生きるとか、あるいは好奇心とか。

曽野　毎日、やることの順位を決めるんです、私、昔から。二〇代の時に朝日新聞の記者と一緒に旅行したんです。飛行機で。やっとジェット機になったくらいの頃でした。

近藤　時間もかかってた時代ですね。

曽野　そう。例えばアメリカに行くのに必ずハワイで停まる。当時、日本に連絡するのはテレックスっていう機械を使って、全部ローマ字で"nanji nankoku buji ni"（何時何刻 無事に）というふうに書いて送ってました。

そのローマ字に直す作業を、記者のかたが機内でたくさんやってらっしゃるから、「いくつおありになるんですか？」って聞いたら、「ハワイまでに四つか五つ」。「お出来になりますか？」って言ったら「出来ないでしょうね」って。それで「どうなさるんですか？」って言ったら「順位を決めておいて、出来るのだけやって後は考えないんです」。

それからずーっと、その方のことを覚えてます。だから、午前中なら午前中単位で必ず順位を作っています。朝起きて一番最初にこれとこれをやって、その次にこれとこれとこれって。「途中でやめていい」っていう非常に幸福な自由を私は持ちながら、一応の目的を作る。朝から電話がいろいろかかってくるとできないけど、何とも思わないことにしました。とにかく優先順位、priority《プライオリティ》 order《オーダー》に従って、できるほうからやっていく。そのことを覚えてから、本当に気楽になりました。無責任ですけど。

近藤　幸せな老後というのは、目的があるということだと。

曽野　日本人は恵まれているんですけどね。今晩食べるものの心配もいらないし。でも、それは本当に幸せなことじゃないのかもしれない。食うや食わずの人は必ず目的を持っているんです。今晩、食べなきゃいけないという目的です。そのためには、盗みをするか、乞食をするか、考えます。退屈してるヒマもないし、もちろん、今日何をやろうか、なんて虚しさもないんです。

第2章
治療しない医者と、医者にかからない作家

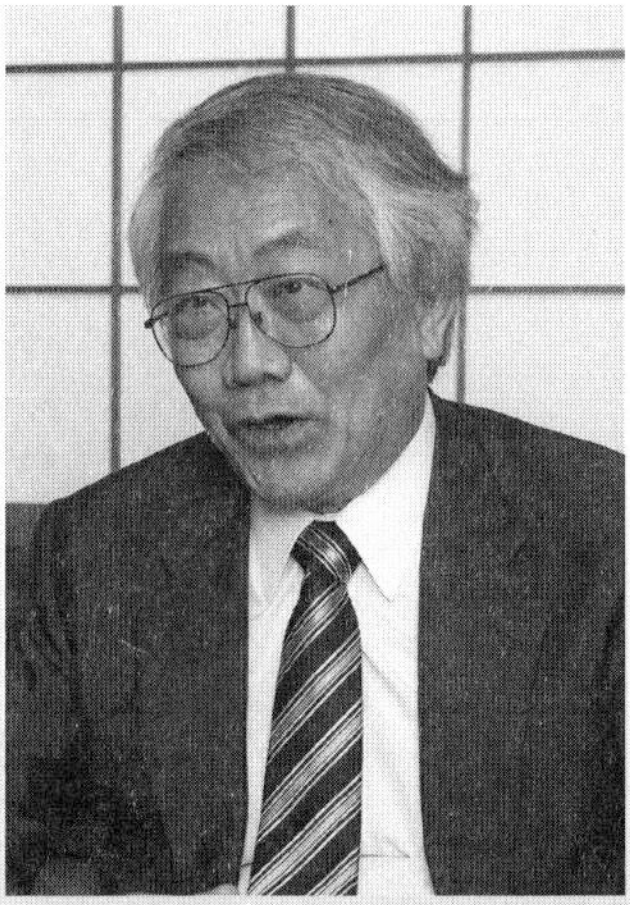

いかに老いて死ぬか、全責任はその人にある

近藤　人間いかに老いて死ぬか。これは本当に大きなテーマです。

曽野　人さまのことは私、わかりませんけど、全責任はその人にありますよね。本当のことを言うと、それも年とってからじゃ間に合わないんですよ。私なんか、もう幼稚園の時から毎日、死ぬことを考えていましたからね。

お祈りの時間にも考えるし、私は家庭が幸せじゃなかったから、死はひとつの解放だと思ってました。でも自分でやるべきか、やったらどういう影響があるかとか、ずっと考えてました。

近藤　園児の時、すでに自殺願望が？

曽野　いやもっと小さい時からかな。記憶にある限りです。私にとって死とは、電車に轢《ひ》かれかけたとか、友達が死んだから考えたんじゃない。毎日考えてました。

逆に、どうして考えないでいられるのかなぁって思います。一番おかしいのは七〇、八〇くらいの人が「そろそろ死を考えるようになりました」って。遅いんじゃないの、今まで何してたんだろう。正直言って、そう思います。

これは極めてつまんない結論ですけど、文科省も悪いんですよ。死学を教科にとり入れるべきなんです。死はみんなに一〇〇パーセント来ることなんですから、教えなきゃいけない。そうでしょう？　ビルの火事とか、船が沈んだ時の脱出法なんて、大抵の人が遭わなくて済む事故ですから、訓練しなくてもいいんです。でも死だけは教えなきゃいけない。

生きのびる秘訣は、サボる。早寝する。なんでも食べる

曽野　私はたぶん三〇回近くアフリカに行ってますけど、マラリアは一度も出てませんし、私のお連れした方の中でもひとりも出てない。

素人考えですけど、「適当にサボる。何はともあれ寝る。よく食べる」。これに徹しているからじゃないかと思います。まず仕事は「これは夜なべして、徹夜してやろう」というんじゃなくて、適当に疲れたらやめる。

それからアフリカでみんながお酒を飲んでいて騒いでいらっしゃると、夜一〇時半ぐらいになると「もうお開き！　ここは閉店！」って私が怒鳴るわけ。嫌なばあさんには嫌われるという役目がありますからね。みんな仕方なく解散するの（笑）。

お酒もいいけど、夜中一時、二時まで飲んでたらマラリアだって当然出ますわね。あるいは私に言わせると、昼間は目を開けて見るために外国にお連れしているんですけど、昼間バスに乗るとすぐ眠っている人がいる。寝てるなら、来る必要ないですからね。

バスから見える風景からは実に学ぶことが多いんです。電気はどれだけ引かれているか、テレビのアンテナはどれくらい立っているか、舗装の率、井戸があるかないか、家の外にトイレの囲いがあるかどうか。この地帯はイスラムか、クリスチャンか。穀倉はどういう構造か。学校や分校場は、どれくらいの間隔であるか……観察する問題はキリがありません。寝てるために飛行機代払いたくないですもの。

近藤　それから、はっきり関係あると思うのは、なんでも食べられるかどうかですね。あれ、どうして決まるんでしょうね。あれは嫌いだ、これは嫌いだっていうのは。

曽野　その家庭での育ち方もね、あると思いますけど。幼児体験とか。

近藤　先生は、小さい時から好き嫌いはなくていらっしゃるんですか？

曽野　いやぁ、ホウレンソウのお浸しとか、子どもの頃はあまり好きじゃなくて（笑）。でも「食べない」って言うと、母親に口こじ開けられて食べさせられました。そのせいか、今はなんでも食べます。

私はね、どっちかっていうと好きじゃないものがいっぱいあるけど、食べることを自分に命じています。本当に食べられないものはひとつだけ。アボカドを食べると口が痺《しび》れて、立って歩けなくなります。

近藤　アレルギーですね。

曽野　よくわからないけど、だからアボカドだけ食べなきゃいいわけで。ほかのものは、いざとなったら何でも食べます。

長寿の資質に恵まれた人

近藤　日本人の平均寿命が三〇歳とか四〇歳だった時代にも、九〇まで生きた人がいたわけでね。だから、長寿の資質に恵まれた方って、いると思いますよ。

曽野　身勝手で人のことかまわないっていうのも、きっとかなり有効ですね。おいしいところだけさっさと自分が食べて、あとは誰が食べるか、じっと見てるとか（笑）。

近藤　憎まれっ子世に憚《はばか》る（笑）。

曽野　生きのびる技術っていろいろあって、それを私は謙虚に学ぶんですよ。例えば砂糖にもダニがいることを教わりました。

近藤　もう四〇年も前のことですけど、一緒のツアーになったアメリカ人の公衆衛生のドクターがいてね。昔ドイツに進駐してた時、ドイツ人の看護婦だった奥さんと結婚したんですって。その旦那のほうがね、私がスペインでお腹を悪くしたら、すごく可愛がってくれて。「この国に来てお腹をこわすのは文明人だ」って（笑）。
　それでいくつか教えてくれたのは、まずトーストには何もつけない。バターは駄目だし、砂糖にもダニがいるから。そしてトーストの表面をライターであぶって食べろって。それと、砂糖を入れない紅茶だけにしろって。当時、砂糖壺の中に入ってたお砂糖はゴミも埃《ほこり》も入ってましたからね。

曽野　うーん。それはどうかなぁ。いや、ちょっと考えてみます（笑）。

　それと、アメリカ系の人はエジプトなんか入る四八時間前くらいから、キノホルム系の予防薬をあらかじめ飲まれるらしいですね。つまり、エジプトをはっきりと汚染地帯だと思って、集団で防備態勢に入ってます。しかし日本人は、他の国を汚ないって思うのは失礼だと考える。

　私も菌はいるかもしれないっていう前提のもとに防備しますから、ほとんど病気していませんよ。長くいるわけじゃなく、一週間とか短いのは三日でしょ？その間だけ予防策をして、その国を出たらやめればいいんですからね。そういう指導をしたらいいのに。なぜって、大変ですもの。十何人もひどい下痢したりしてるんですから。フランスでも列車を下りた段階で救急車を要請しました。ムール貝に一人だけあたったんです。病院のドクターは、フランス語とスペイン語だけ。病人は盲人です。私が付き添っていましたが、翌日、病院食に牛の脳ミソ料理がついてました（笑）。

近藤　本当に多彩に旅をされていますね。

曽野　羨ましい旅があって。最近の『ナショナル ジオグラフィック』を読んでいたら、確かアメリカ人だったと思うけど、ジブチの南西からずうっと歩いて海峡を越えて、チリのフエゴ島まで行った人がいます、七年間かけて。私もつい最近ジブチに行ったのですけど、要するに、今から六、七万年前に、数百人がアフリカを見捨ててアラビアからインド、アジアを経て北米大陸に大移動を開始した。その発生の地があの辺です。感動しました。

私はね、恥ずかしいけど一日に二〇キロしか歩いたことない。その時五三歳でした。あのまま訓練して距離を延ばしていたら、一日に三〇キロくらいは続けて歩けるようになったかもしれないけど、私の体力ではきっと、五〇キロにはならなかった。だから、そういう壮大な話を聞くとね、私いまでも感動します。

老後の備えは「貯肉」も大事

曽野　貯金がいくらあったら老後に備えられるでしょうっていうのを、雑誌やなんかでよくやってますけど、「貯肉」も大事なんでしょうか。

近藤　そうそう、体型としては、若干ぽっちゃり型がいちばん長生きしやすい。余力があるから。病気なんかにかかると、痩せている人はやっぱり弱いんです、抵抗力が。

曽野　貯金と貯肉（笑）。国立がんセンター名誉総長をなさった杉村隆先生は昔、本郷のものすごい安下宿に住んでらしたの。なぜ存じ上げているかというと、私たちも、その同じ下宿屋に住んでいる人の部屋で、同人雑誌を作っていたんです。皆まだ無名も無名。お金もない頃の話です。ですから、お会いすると先生も本郷の安下宿時代の顔になってくださいます。それで教えていただいたんですけど。

近藤　がんの手術で胃でも腸でも切ると、体重が一五キロ減るんですって？　だから一五キロのお肉の貯金がないといけない。今の目方から一五キロ引いても生きていけないとね。何キロあったら先生、生きられるんですか？　人間は。

曽野　いや、とりあえずは、三〇キロでも四〇キロでもね、胃を切っても生きている人はいますよ。

近藤　そうですか。小説家の原田康子さんは最期の時二五キロになっておしまいになった。もともと細かったんですけどね。風吹くと飛んじゃうねって、私たち言ってたんです。

曽野　やっぱり、間もなく亡くなりましたね。

近藤　体型のことと、あと「どういう性格の人が長生きするか」ってよく聞かれるけど、性格は計れるわけでもないし、わからないとしか言いようがない。ただ心配性だと、しょっちゅう病院に行って、いらない治療をされて、その結果早死にすることはある。だから、性格って言うより「病院に行かない人が長生きする」っていうのが、真理だと思います。

慶應にある薬のうち四千種類は毒薬・劇薬。抗がん剤は全部「毒」

近藤　人間って強いもので、薬を一〇種類とか一五種類とか飲んでても、なかなか死なないですからね、とりあえずは。

曽野　そうですね。私はなんとなく感覚的に、薬って多かれ少なかれ毒薬だと思っていますけれど。

近藤　えぇ、そうです、そうです。慶應病院で使っている薬の中にもね、毒薬・劇薬が四千種類くらいある（笑）。特に抗がん剤は、ぜんぶ毒なのね。

曽野　ジルテックっていう、ジンマシンの薬があるんですよ。シンガポールでは市販されてる。それで薬局に行ってね、「ジンマシンがでてきた」って言うと、その薬を売ってくれますけど、ちゃんとpoison（毒薬）って書いてあるのに、でも売ります（笑）。私嬉しくてね、それを書いてある通りに飲みました。そしたら、あまりの眠さに家に帰るバスに乗るのさえ嫌になって、道路に寝たくなっちゃった。

近藤　あはは。

曽野　それ以来、そのジンマシンの薬を、眠れない時、一回に三分の一錠飲んでます。また上手いんですよ～私。だって、錠剤を三分の一だけきれいに切るのけっこう大変なんですよ、ハサミで。それを飲むと、きわめていい気持ちになる。睡眠薬代わりにするなんて、使い方間違っているんですけどね。ジンマシンって薬を飲んだほうがいいんですか？

近藤　いや、それはまぁその人のチョイスですからね。まぁ、飲めば軽くなりますけど。

曽野　でも効きすぎるんです、なにしろ poison ですから。
近藤　ある病院では抗がん剤の点滴の瓶のところに「毒」って書いてあって。
曽野　それいいですね（笑）。素人でもわかります。
近藤　患者さんの印象が悪いらしいんだけど（笑）。
曽野　看護師さんが間違えなくてよろしいんじゃないですか。看護師さんも人間ですからね。
近藤　そうそう。看護師対策。毒だから、不用意に吸ったり手につくと、看護師の体が悪くなるから。

老化と、幹細胞と古冷蔵庫の黄ばみ

近藤　曽野さんは、病気は人生の試練だと思われますか？
曽野　はい、まったくそう思ってます。私は、この世界で起きるどんなことも、意味のないものはないと思うたちなんです。ご存じのように小説って、あることないこと何もかも書くわけですから。うまく使えるかどうかは別にして。だから、もし私がボケたら、うまくいけばそのことを小説に書けるかも知れません（笑）。まぁ、それだけはそうはいかないでしょうね、表現力がなくなるから。

近藤　僕は、病気自体は無色と考えています。それ自体に意志はないから。ただ病気にかかった人、家族、友人・知人、そういう本人も含めた人々にとって、なんらかの意味が出てくると思う。

曽野　さきほど宿命という言葉が出ましたね。

近藤　よく「悟り」とかって言うけど、悟るというより、知識を持つことによって、病気を受け入れられるようになると思うんです。
たとえば、遺伝子とはこういうもので、それが「本物のがん」に変化してしまうと、もう治せないとか。そういうことがわかってくるとね、「あぁ、人力の及ばない世界なんだ」って納得できる。

するると今度は、遺伝子を変えられるんじゃないかとか、人はそういう期待を抱くんだけど、それはなかなか難しい。そこまでわかってないと、宿命という言葉の意味を、本当に理解するのは難しいと思います。

曽野　治療についてはいかがですか？

近藤　治療で大切なのは、本来の生命力を大事にすることです。人間の体の仕組みは自然の仕組みなのに、いま行われている治療は、かなり不自然で不条理なものになっていますから。

曽野　老化っていうのも自然の流れで、止められないんですよね。

近藤　これは、iPS細胞で有名になった、体の組織のもとになる「幹細胞」が減ってくる現象です。皮膚なんかのもとになっている幹細胞が減るから、シワが出てくるとかね。あるいは、髪の毛も、毛の付け根の幹細胞が死んで、だんだん禿げていくとか。そういうことが起きるんです。

曽野　私ね、そういう高級な説明を伺わなくてもね、家にある古冷蔵庫のこと考えればよくわかる（笑）。

やっぱり最後の数年は、ちょっとずつ変なところで結氷するようになったとか、ドアがちゃんと閉まらないとか。でも、こっちも才覚で使っていますでしょ。こうやってもパシャっと閉まらないけど、こうやってキュっと押さえればまだ大丈夫っていうような調子でね。自分の体を見ていても同じで、あちこちのdisorder《ディスオーダー》が出てきます。機能がバラバラになる感じと、それから摩滅ですね。

近藤　足に手術受けてからですけどね、「こっからここまでが冷えていて、あとは冷えてない。いったいどうなっちゃってんの」とかね（笑）。あんまり気にしないだけのことなんですよ。できるだけきれいに冷蔵庫の外側は拭きますけどね、なんとなく黄ばんでくるでしょう？　それを思ったら、あらゆる老化現象って同じですよ。

曽野　ひとつ違うのは、機械はあちこちの部品をわりと簡単に取り換えられるけど、人間の体はそういうわけにいかない部分も多い。

取り換えていらっしゃる方もいますけどねぇ。一つだけ部品が新しくなると無理がいきそうです。

アンチエイジングとは要するにビジネス

近藤　アンチエイジングっていうけど、結局は老化を本当に防ぐ方法はないから、今言われている「若返り」なんかはみんな、要するにビジネスですよね。

曽野　あぁ、なるほど。

近藤　美白とか、シワをのばすとか、まぁ、見かけだけのことでね、でも気持ちはわかるんだ。要するに女性は若い時からお化粧して、きれいでいる習性が身についているから、シワなんか出てくるとそれを取りたい。気持ちはわかるんだけども、それをアンチエイジングって言ってしまうと、ちょっと違う。

曽野　少し前に、美白化粧品で肌がまだらになって問題になったでしょう？　あれほど強い効果のものが売られているのには、驚きました。

曽野　あれ、写真で見ると、白なまず（白斑の別名。皮膚の一部の色が白く抜け落ちる、原因不明の皮膚病。皮膚の組織の中で、黒い色素メラニンを作る能力が低下することによって生じるとされる）と似てますよね。
私インドのライ病院にしばらくいたんですけど、明らかな脱色斑を、私は初め全部ライだと思ってました。ところが、ライはあんなにはっきり出ないんですね。インドの人は色が黒いから、背中なんか色が抜けると夜桜のようになりますよ。桜は夜白いでしょ？　そんなふうに肌の色が抜けてくる白なまずの人がいっぱいいて、皮膚科っていうのも大変だなと思いましたけどね。
私はひとつだけ素人ながらやっていることがあって、それはクリームつけたりするんじゃなくて、血流を動かすことなんです。一週間に二回ぐらい、頭まで全部、マッサージやってもらっています。

近藤　気持ちがいいでしょう。

曽野　いい気持ちだし、目が疲れているのがわかります。本当は私マッサージ師になりたかった。血流を動かすくらいいいことはないと思っていますよ。「私のアンチエイジング」ではないけど、せめてこれだけはと思って、長く続けています。

たとえば緑内障っていうのは、薬をさすだけじゃないですか、見ていると。でも全身マッサージのほうが効きますよ。私は一時軽い斜視が出たんですけど、顔の筋肉のマッサージを続けたら、斜視も治りました。それと同じようにね、たぶんボケにも少しはいいいんじゃないかと思っています。

近藤　うん、いいんじゃないかな。血流の影響も、なくはないでしょう。

「気持ちいいこと」がいちばん健康にいい

曽野　あのね、マッサージのお上手な方にかかると、けさ洗ったばかりの頭でもめちゃくちゃにかゆくなるんです。血流でしょうか。どれだけ必要なものかということだけ、素人なりに感じますね。

近藤　台湾を建国した蔣介石の夫人がすごい美貌で、百何歳まで生きたんだけど晩年も五〇いくつにしか見えなかったそうです。そして、やっぱり毎日マッサージされてたって聞いたことがあります。

曽野 あぁ、そうでしょうね。私は特に昔から、血行が悪いんですよ。若い時は低血圧で、立っていられなかったほどでした。ちょうど天皇陛下がお亡くなりになる頃で「最高血圧が九〇いくつにおなりになった」なんて大変な重大発表みたいにニュースで言ってるから「私、九四だけど、まだ生きてます」という感じでした。

血の巡りが悪いのをどうするかっていうと、小原庄助さんの朝寝・朝酒・朝湯が一番。朝酒は飲みませんでしたけど。でも、ただその時気持ちいいだけなんですよね。

近藤 自分で「気持ちいい」と感じることを無理なく続けるのが、いちばん体にいいんです。たとえば体を温めると病気が遠ざかる、と信じている人が多くて、患者さんからもよく聞かれます。でも、高温の温泉に入り浸ったからといって、病気は治りません。本当に体温が上がったら熱中症になるだけです（笑）。僕自身、がんの温熱療法に関心を持って、機械を導入した時期もあるけど、なんの効果も実証されず、一年もしないうちに放り出しました。

人間の体はよくできていて、体温を一定に保つサーモスタット機能が備わっています。体の表面を温めても血液にのってすぐ全身に拡散して、心臓などの大切な臓器のある深部の体温は変わらない仕組みになっています。

必要な医療　不要な医療

近藤　曽野さんは今までに三回手術をされているそうですね。

曽野　そうです、すべて外科手術で、両眼と両足です。

近藤　奇形や外傷を治す手術は、必要な医療です。がんの治療の中にも、必要な手術が一部分あるんです。苦痛がとれる手術は有用だと思っています。
たとえば骨に転移して、脊髄、神経が圧迫されて麻痺が出かかっている場合。手術して圧迫をとれば、もうその日から手足が動くようになります。あるいは大腸がんで腸閉塞になっていたら、狭くなったところに器具を入れて広げたり、手術でとってあげる。
領域を広げて考えると、さきほど出た目の手術、外傷や骨折、やけどの手術……。こういった、そこなわれた機能が回復する手術、体の状態が今よりよくなる手術っていうのは、いい手術だと言えますね。

曽野　体の機能って、治ると本当に幸福になります。人間を取り戻すという感じですね。

近藤　ただ、その他の手術っていうのは、ＱＯＬ（生活の質）を悪くして寿命を縮めるものが、あまりに多い。そういう点で僕は、がんを切除するのが目的の大部分の外科手術に、反対しています。

曽野　いま昭和大学の先生たちに、マダガスカルに行っていただいているんです。目的は、口唇口蓋裂（生まれつき上くちびるが裂けている異状）の形成手術です。貧しい家庭の子どもたちは、お金も健康保険もなくてお医者様にかかれないのが当たり前ですから。
現地に野口英世と同じヤケドの子がいて、指が曲がっていました。それを丁寧に切って、指を全部伸ばして、金串みたいなのを挿して、治していただきました。先生が今年も行ったら、その少年がお父さんに再会したみたいにずっと離れないんですって。

その子は、路上で南京豆を売っているらしいんです。ちっちゃな缶カラ一杯を五円とかで売って、「ありがとう」って最後に三粒のっける。指が治ったから、オマケを三粒のっけられるようになるんでしょうね。それは非常に大事なことなんですよ、彼にとって。

学校も行ってないし、出世して大統領になるっていうこともあまりないと思いますけどね。運命が劇的に変わるような話、私は好きですね。

近藤　うん、日本の外科的な手術の一部は、いろいろな領域でレベルが高いですね。しかし内科になると、薬なんかどこでも似たようなもので。一般に日本の内科医は、患者の全体像を見ないで、症状ごとにセキ止め、解熱剤、炎症止め、胃薬……って、どんどん出します。ひとりの患者に平気で一〇種類以上の薬を出したり。慶應病院も同じです。

これは欧米ではありえません。海外では、一度に三種類以上の薬を飲むと、体内でどんな化学変化が起きるか予測がつかないから、非常に危険とされています。

八〇超えて医者にかかると寿命が一気に縮む

近藤　しかし、医者と患者の関係も変わりつつあります。昔は医者が患者を子どものように扱って、その最大利益のためになにかしてあげる、という関係でした。最近はそうではなくて、患者の自己決定権が大事だ、患者と医者は対等の立場でやるんだって話になってるけど、ちょっと無理がある。

医者が患者にきちんと治療の情報を伝えて合意する「インフォームドコンセント」が強調されて、何が起きたかというと、医者の責任逃れに使われてる（笑）。たとえばがんの手術とか、抗がん剤治療の前に「こういうことが起きます」っていうリストを一応ざーっと読み上げてサインさせて、何か起きたら「ほら、ここに書いてあったでしょう」っていう（笑）。

だから、医者と患者の本当に理想的な姿っていうのは、なかなか見えてこないところがあります。

曽野　私はあんまり普段、病気してませんから、数少ない経験から言うと、いいことをおっしゃらないドクターが好きでした。「こんなに良くなりますよ」じゃなくて、「こういうふうになって、まずいこともあるんです」って。

眼科のドクターはそういう方だった。そしたらね、ドクターのお弟子が告げ口しに来て「曽野さんの目は、もっと視力が出ると思いますよ」なんてね、言ってました（笑）。

近藤　お気持ちはよくわかります。医療って「医者を崇める気持ち」で効果がぜんぜん違ってくる部分があって。たとえば痛みや苦しみをやわらげるプラセボ（偽薬）効果。信頼する医者から「これは、とってもよく効く新薬なんですよ」って手渡されると、うどん粉でも三割か四割の患者さんは本当に痛みがやわらいだりする。

ブードゥー教みたいな、呪術的な医療と通じるところがあるんです。

曽野　私は今でも呪術を信じたい性格なんです。アフリカなんて医療ってものがほとんどなくて、今おっしゃったブードゥー的なものだけですから。それがやっぱり、けっこう効くんですって。現地のシスターに言わせるとね、呪術師のところに行くと「痛みが消えた」という人がいるそうですから、いいことです。

今おっしゃったプラセボ効果なんでしょうね、一種の。

近藤　プラセボ効果も悪くはないけど、それはさっきのインフォームドコンセントと違う領域になりますからね。理想的には、患者には心から信じられる医者がいて、医者は純粋に患者のためを思って治療するのがベストだけど、えてして医者が、自分の利益のために行動してしまう。

特に日本の医者は「なんでもあり」です。ほかの先進国ではまがりなりにも、政府機関が認めた治療法でしか治療できない。ところが日本では、医者が自分で薬やドリンクを作って売ったり、がんの免疫療法クリニックを作って、ひとりから数百万、数千万のお金を巻き上げてる。効果が実証されていないから、欧米ではお金をとって免疫療法をやったら、医師免許を剥奪されます。薬を一〇種類以上もひとりの患者に出すなんてことも、欧米ではありえませんよ。

病院をハシゴできるのは日本だけ

曽野　日本の患者は二人のお医者様のところに行かないんですか？

近藤　いや、行きますよ。

曽野　それで黙ってる（笑）。

近藤　すると、同じような薬が出たりしますよね。

曽野　ええ。

近藤　それもありえない。ひとりの患者が何カ所も病院に行けるっていうのが、まずシステムとしておかしいんです。

曽野　制度が甘いですか。

近藤　たとえばヨーロッパでは家庭医が決まっていて、まずそこに行かないと、病院を紹介してもらえない。オランダに住んでた知り合いが、風邪ひいて行っても「温かくして寝てなさい」って、薬もくれないと言ってました。

曽野　それはいい制度ですね。

近藤　ところが、日本は医師会の力が強くて、なんでもありです。たぶん戦争の影響でしょう。戦時中に、国が一気に医者を増やしたから医師会が力を持って、規制にことごとく反対してきた歴史があります。

曽野　外国は、キリスト教もイスラム教も一神教で全部「性悪説」ですよね。人間はほっとけば間違えるものだ、強欲になるものだという。

近藤　そうそう。その点、日本は神も仏もいるから、いい加減（笑）。薬の臨床試験でも、外国では査察がよく入る。データも改ざんできないようになってます。日本は規制が甘くて、悪いことし放題。製薬会社が自社の新薬の臨床試験にかかわって、統計解析をしたりね。だからデータの捏造がしょっちゅう起きる。

曽野　お隣りの韓国はどうですか？

近藤　まだ韓国のほうが、ちゃんとしてますよ。たとえば最近は、話題の幹細胞を「健康になる」とか「美容にいい」とか言って注射したり、顔に注入したりする詐欺ビジネスがあってね。それでまた数百万円とか取るんだけど。
　そんなことできるのは日本だけだから、韓国の業者が幹細胞と患者を日本に送りこんで、注射だけ日本でやって帰したりしてますよ。

高齢者用のいい補聴器がない

曽野　長寿はいいことですけど、長生きすればするほど、友達がみんな動けなくなったり、死んでいくわけでしょう？　自分も残り一カ月か二カ月か一年か知りませんけど、高齢者は一人で遊べるようにしておかないと。でも、できないんですよ、意外と。

近藤　工夫も必要ですね。たとえば年をとって耳が聞こえなくなったら、いい補聴器を調達すると、音楽も聴けると思うんです。デパートなんかで売ってるのは集音器で、雑音ばっかり拾っちゃう。けれども、耳鼻科に行って専門の聴覚士に頼むと、それぞれの耳の周波数に合わせてチューニングして補聴器を作ってくれると聞きました。

曽野　周りの話を聞くと、高いお金を払っても、いい補聴器はないらしいです。どれも似たりよったりだって言う人が多いですね。私と友達は、亭主から同じこと言われてるんです。「お前の言葉だけ聞こえない」って。

近藤　アハハハ。

曽野　真意が違うんじゃないのって、二人で言ってるんですけど。きっと結婚した時から周波数が違っていたんですよ。

近藤　低音が聞きにくいとか、高音が駄目とか、人によって違いますからね。

曽野　うちの亭主は、私の声だけ聞きにくい。

近藤　便利です（笑）。

曽野　自分の耳が聞こえなくなった時、目が見えなくなった時、指先が動かなくなった時、なにを楽しみに生きるか、ということも考えておいたほうがいいですね。

近藤　そう。私はね、本を読んで感動したところに全部、赤線が引いてあるんです。目が良くなかったから、意図的に、三〇代からずっとそういう習慣をつけました。眼が見えなくなった時、もう一度読みたい場所を簡単に見つけ出してもらえますから。それで、古本は昔から売れないんですけどね。でも、目が見えなくなっても、どなたかに「赤線を引いているところだけ音読して」って頼むと、すぐ到達できる。先生はそんなものおありですか？

曽野　僕は本にあんまり線は引かないけど、読書は大事だと思います。

ジイサン三人組の言いたい放題小説

曽野　いま書いている連載小説のタイトルが『三丁目の夕日族』というんです。煮ても焼いても食えないジジイが三人で言いたい放題、禁句でもなんでも全部言う小説です。

「今日は35℃で残念でした。42℃くらいになれば、熱中症で三〇〇万人くらい死んで、日本はラクになるんですが」「しかし、助ける医者がいますからね」なんて会話を言わせるつもりです（笑）。うちにもおじいさんが一人いますから。

近藤 モデルになってたりして？

曽野 そうそう。もう本当に毎日言いたい放題ですからね、秘書に「暑いからね、水着で通って来てもいいよ」なんて言ってます。「そういうの、この頃セクハラって言うんですけど」「あぁ、そう」。そういう会話ですよ。秘書たちももう慣れっこで、おじいさんが何言おうが知らん顔です。

この前、地震の警報がビーって鳴ったんです。秘書のと私の携帯電話が珍しく。なんでもなかったんですけどね。だから私はすぐNHKつけたんですよ。普段はテレビ見ないんですけど。そしたらうちのおじいさんがやって来て、甲子園の子たちが走ってるのを「ほら、大地震だから逃げ惑ってる」って笑うんです。けっ

近藤　きょく誤報だったんですね。

曽野　アハハハ。

近藤　そういう会話です、一日中。皮肉な、嬉しそうな顔して習慣的に人の悪口を言う。あれが幸せなんでしょうね、結構。

曽野　連載は雑誌ですか？

近藤　そうなんです。私はお引き受けする時、簡単で、「書けると思うテーマであるかどうか」が第一なんです。次に「一回何枚か」っていうテンポ。そして「総数で何枚いただけるか」。今の連載は、これから出る、部数二〇〇〇部しかない雑誌でね。通信販売、通信購読なんだそうです。

曽野　そこにお書きになっている？

近藤　ええ。向こう様がとってもいい方たちで、原稿料をおっしゃって「(四〇〇字の原稿用紙) 八枚でどうですか？」って。私が「八枚じゃちょっと書けない。一二枚で二年間ください」って申し上げたら、「原稿料は？」。「いえ、原稿料はそのままで結構です。ただそういう小さな雑誌だと、誌面が大変でいらっしゃるから、一二枚もいただいていいものか、躊躇《ちゅうちょ》しています」って言ったんです。そしたら、それでいいっておっしゃって、それじゃあって。

近藤　これ、とってもいいんです。誰も知らない雑誌に書いている。それでちゃんと連載が出来ていくんです。そういう「ひねくれ者の仕事場」みたいなの。こっそりやっていくのは楽ですから。

それは、単行本にしたらまた売れそうですね。

食べられなくなったらおしまい、という北欧の文化

近藤　老人問題は経済問題、人手の問題でもありますよね。

曽野　そうでしょうね。先進国はもう人口が減ってるから、お金だけあっても人手を当てにできませんでしょうね。

近藤　移民を受け入れるかどうかの問題とも、密接に関係してます。ただ、ヨーロッ

曽野　パなんかで移民を受け入れたところは、みんな苦しんでいるでしょう？　ヨーロッパ人の、移民に対する恨みはすごい。自分たちが積み立てた年金みんな食われるという感じなんでしょうね。風紀も悪くなってどうしようもないとかね。夏のイタリーのバカンス地なんかで、ひときわ美しい女の子がビキニで夜の道に立って客引きしているのは、みんな移民だそうですから。

近藤　ジプシーのスリや強盗も多いし。

曽野　アジアもすでに人手不足ですしね。

近藤　フィリピンはカトリックですから人口が増えているでしょうけど、インドネシアやタイは、そろそろ減ってきてますよね。人口が前ほど増えない。だから数十年後には、労働力の輸出が無理になってくると思うんです。

人手がない、移民も受け入れたくないとなると、老人が死んでいくことに対する日本全体の意識が、いやおうなく変わっていくでしょう。

今は手厚く、一分一秒でも長生きさせようと、食べられなくなっても胃ろうをつけて、本人に意識がないのに、一生懸命長生きさせようとしてる。それはなくなるでしょう。

曽野　食べたくない人に食べさせないのは、別に残酷とは思えませんね。

近藤　まったく同感です。ヨーロッパの、特に北欧には「食べられなくなったらおしまい」という文化があって、だから寝たきり患者はいないと。

曽野　それはすごく自然でね。生きる意欲があったら自分で食べるし、周りも、本人の食べたい物を一生懸命に与えるようにするわけですから。

近藤　周りに余裕があるうちはね。

曽野　そう、アフリカは余裕がないから、子どもがエイズにかかっても、どうせ治らないからって検査も受けさせないことが多い。欲しがらなければ、食べ物もやりません。食べ物はもっと年上の健康な子どもにやります。
　エイズのお父さんが寝ている夫婦に子どもが一人いましたから連れて行ってくれた牧師さんに「この子は検査してますか?」って聞いたら「いやお金がなくて検査もできないし」って。そして小さな声で「曽野さん、わからないほうがいいんです。わかると親がもう食べ物をやりませんから」。それがアフリカ一般の判

近藤　断です。無理してまでやらない。
曽野　食べ物が貴重だから。
近藤　援助組織がくれた食物を親が売ったりしますからね。栄養失調で体重の増えない子どもにミルクは切るんです。こちらが粉ミルクを一日に大匙何杯って支給しても、飲ませず市場でスプーン一杯いくらで売っちゃう。そうしないと、上の子に食べさせられない。だからミルクをその場で飲ませるっていうやり方を、今アフリカ全般でやってますけどね。

自殺はなかなか難しい

近藤　僕のセカンドオピニオン外来に最近、ボケて子どもに迷惑をかけたくないから、その前に自殺したいっていう七〇代の女性が相談に見えて。飲まず食わずが一番確実だと伝えたんですけど。

曽野　そうすると、おなかがすいて食べますよ、その人。

近藤　そう、自殺っていうのも、なかなか難しいんです。ちょっと講釈していいですか？

曽野　どうぞ。私ひとつしか方法を知らないんだ。

近藤　手軽にできる方法で一番有名なのは練炭ですけどね。薬品を使うと、例えば入眠剤なんかいくら飲んでも。

曽野　駄目ですか。

近藤　うん、だからもらう睡眠剤の種類が大事だし、それでも死にきれなくて、ひどい脳障害が出て生き残ったり。
それから、イギリスで流行っているのは、薬局でも買える鎮痛剤のアセトアミノフェンをいっぱい、一度に飲むと肝臓がやられて、肝不全で亡くなるという方法。だけど……。

曽野　時間かかりますか？

近藤　数日かかる（笑）。するとイギリスでは日本と違って臓器が結構すぐ出てくるから、本人の意志にかかわらず肝臓移植されたり。移植しなくても、肝臓って再生力が強いから、やっぱりこの世に戻ってくることもよくあって、脳ほどひどくはないけど、副作用に苦しむことになる。

曽野　それで、餓死・脱水はどうかと話は戻るんだけど、食べないで死ぬっていうのはやっぱり大変なんですよ。人間、蓄えが多いから。

近藤　三〇日やそこらかかります？

曽野　いや、だからどのぐらい太ってたかという蓄えの量によってね。

近藤　じゃあ、私はやめましょう。時間かかりそうですから。

確実に死ぬなら水断ちか凍死

近藤　一番確実に死ぬのは水を断つことで、どんな体格の人でも一週間から二週間で亡くなることができます。

結局、水って人間の体の中では余計に作れないから。ところが、やっぱり、喉が渇いてくると、特に若いほど水を飲んでしまう。例えば八〇の人よりは七〇の人、七〇の人よりは六〇の人、って若くなるほど、生命力が強いから。渇きって苦しいから、なかなか成功しないの。

坊さんが生き仏になるために、五穀断ちとかしてだんだん痩せていくのは、死の苦しみを減らす上でたぶん合理性があるんです。必要なカロリーとか水分量を減らしていって、最後は木棺に入って土中に埋められちゃうでしょう？　あれは、「水くれ」って言っても、外に出られないようにする効果もあるんじゃないかと思うんだけど（笑）。

曽野　私はね、凍死。終戦後に服部達《はっとりたつ》さんっておっしゃる、美男の、素敵な評論家がいらしたんです。親しいわけではなかったけど。その方は、山梨県の標高の高いところで、雪の日に自殺したんですよ。お酒か睡眠薬を飲んで、雪の中で眠ったんです。私ね、あれが一番いいと思いました。ちゃんと朝までに死んでいるでしょう？

近藤　うん、それは一理あります。もし死ねなくても、凍傷ぐらいですむし。別の話で、昔、二日酔いで「もうろう会見」をしたあとしばらくして亡くなった、自民党の大臣がいましたよね。彼はお酒も睡眠薬も毎晩大量に飲んでいたそうです。
　鎮痛剤のアセトアミノフェンは単独ならかなりの量を飲んでも大丈夫だけど、そのためには肝臓で解毒しなきゃいけない。
　肝臓で解毒する部位には酵素があって、ある酵素はいろんな薬品を解毒する、別の酵素はアルコールや体内に入った異物を分解するとか、役目を持ってる。それで、同じ酵素で同時にほかの薬も分解するとなると、アセトアミノフェンがなかなか分解されず、毒性が強く出るんです。あの大臣は薬をいっぱい飲んでいたから、少量のアセトアミノフェンで死んでしまった可能性があります。

曽野　私は薬をあまり飲まないから、困ったものです（笑）。できれば、人工的に運命を決めたくないんですよね。

近藤　人工的というのは、薬や医療を使うということ？

曽野　いいえ、自殺とか安楽死みたいな運命の舵とりをね、したくないんです。死ぬ時は神でも仏でも偶然でもいいんですけど、誰かが決めるんであって、やっぱり自然に任せるのがいいんですよ。自分が決めなくてもいいと思う。そうするとね、周りの人があんまり苦しまないでしょう。自分から首くってもいいんだけど、周りの人があんまりいい気持ちしないでしょうから。

近藤　まぁでも、そういうふうに自然に任せようと心がけていると、意に反してかどうかはわからないけど、長生きしちゃうんですね（笑）。

生き方は多少、自由になる。死に方は自由にならない

近藤　最近の医者は、がん患者にかんたんに「治療しないと余命三カ月」とか言いますけど、寿命・余命っていうのは、神様にしかわからないことでね。毎日毎日一生懸命生きていればいいだけだと、僕は思うんですけどね。

曽野　寿命って、聖書の中に「ヘリキア」っていうギリシャ語で出てくるんです。同

じ言葉でいくつも意味があって、まず寿命。もうひとつが、背丈という意味です。それから「その職業に適した年齢」という意味もあります。

　その三つの意味のどれを考えても、自分の自由にならない。だからヘリキアをどうすることもできないと書いてあるんです。背丈は、今は少し伸ばせるようになったんでしょうか？　ホルモンかなんかで。

近藤　そうですね。ホルモン欠乏症の人はね。

曽野　それは病気ですね。でも健全な場合はね、その三つはどうにもできないんでしょう。こういう教育を、もう少ししたほうがいいんですね、学校で。自由になるものと、ならないものが人生にはあるって。

　私は、死に方も自由にならないと思うから考えない、あんまり。生き方は少し選べますけどね。死に方だけは自殺以外に選べないから、考えたってしょうがないと私は思っています。

　まぁ、いざとなったら最後の一〜二週間を病院でお世話になるか、ホスピスでお世話になるか、そういう自由ぐらいはあるかな。希望は少し述べてもいいかもしれないけれども、でも現実には、選べるような甘い状況じゃないと思いますね。

近藤　曽野さんは、もし自宅で亡くなるか、ホスピスや病院で亡くなるかを選べる状況だったら、ご自宅でっていうことはありますか？

曽野　いいえ。望みません。大変です。うちはできないと思います。だから「最期まで家で死にたい」っていうのはワガママだと思っています。病院へ入れてくださるって言ったら、深くお辞儀して、「ぜひお願いします」って言いますよ。

近藤　確かに。患者さんでも、夫婦で男性が亡くなる時は家で、奥さんが亡くなる時は病院かホスピスでっていう、そういうパターンが多いです。

熱中症と「風呂でポックリ」がいちばんラク？

近藤　僕自身は昔から、まぁ実現は全然期待してないんだけど、ポックリ逝けたら一番いいなと思っています。曽野さんはいかがですか。

曽野　夏は熱中症、冬は前に言った凍死が理想の死に方です（笑）。

近藤　どちらも結構いいな。苦しくないと思う。

曽野　つらくないでしょうね。全然。大きな声じゃ言えないけど、じいさんばあさんを百万人単位で始末する必要が生じたら、熱中症がいいですよ。私なりかけたことがあるらしいんですね。

近藤　熱中症に？

曽野　中国の新疆《しんきょう》ウイグル自治区のところを歩いてた時、私はまったく何の自覚もなかったんだけど、一緒にいた三浦朱門によると、顔が突然まっ赤になったんですって。気温50℃、60℃とかだから、自分では気がつかなかったんですね。それですぐにコカコーラの瓶を買って、顔にあてて、水を飲んだらおさまりましたけど。

近藤　意識を失ったとか、そういうことは？

曽野　まったく何でもありませんでした。暑い土地だなあとは思っていましたけれど（笑）。私の姑さんも、熱中症で亡くなりましたから。夏のお昼寝から目覚めなかったんです。頭はしっかりしてましたけど、冷房が嫌いで、いくら言ってもつけませんでした。そして、私が外国に行っている間にね、たまたま看護婦さんがいてくれてた時、朝一〇時ごろトイレに行って、汗をかいていたからお風呂で行水をして、少し寝て。お昼ごはんの時間には、もう亡くなってたそうです。死亡診断書を盗み見たら、脱水症と、その次に心不全って書いてありました。

近藤　そりゃ大往生ですねぇ。

曽野　でも大変だったようです。死後二四時間以内にドクターに診ていただいてないんですから、死亡診断書を書いてくださる方がありませんでした。それでも国立病院のドクターが来てくださって、交番に届けたらおまわりさんが来てね、ドクターに「先生、死亡診断書を、書いてあげたらどうですか」って言ってくださったそうです。

近藤　凍死のほうは、ちょっと寒いなぁ。

曽野　雪の中でお酒飲んで、とことん酔っぱらって寝りゃあいいでしょう？

近藤　それもそうだ。意識がある間、ちょっとつらいと思うけど。あるいはお風呂の中で気持ちよくなって溺れて、とか。日本人の家庭内での死亡って、お風呂が一

曽野　番多いんです。

近藤　私の周囲に現実に亡くなった方、三人くらい知ってます。加賀乙彦さんの奥様もお風呂の中で亡くなっていらっしゃるし、もう一人は男の方で、その方は虚血性の……。

曽野　あぁ、虚血性心疾患だ。心臓を動かす筋肉に血がいかなくなっちゃう。

近藤　奥様は最初、別の物音だと思っていて、数分たって行ってみたら倒れていらっしゃいました。

曽野　急に死なれるのは、周りの人にとっては、なかなか受け入れられない事実だけれども、本人にとってはいいことだと思いますよ。

近藤　全部やりかけで逝っていいんですよね。「月曜日の朝になったら、あれをなんとか始末しなきゃ」とかあくせくと思っていても、全部きれいに終えてから死ねるなんて、ありえないんですから。

　アメリカインディアンの言葉に「きょうは死ぬのに一番いい日だ」っていうのがあって、その日は、すべてが穏やかに調和していると。そういう境地で逝けたら最高ですけどね。

死にたくなったらとことん腹をすかす

曽野　年寄りは、うつにもなりやすいでしょう。

近藤　曽野さんは若い頃に経験されたんですよね。

曽野　はい、視力は裸眼で〇・〇二以下しかない遺伝性の近視でした。その眼がさらに見えなくなったので、うつ状態になったんです。そんな状態でトルコに調査の仕事で行くことになっていまして。私、あんまり目が見えないから、行かないって言ったんです。怖くてね。スーク（市場）なんかに入って、もしバスがおまわりさんに追い立てられて五〇メートル動いたら、もう絶対に見つけられないほどになっていました。

そしたら一緒に行く方が「絶対見つけてあげる、見ててあげますから行きましょう」って言ってくださって、それで決心しました。でも心の中ではずっと死にたいと思っていたんですけど。飛行機でイスタンブールに降りて、車で五〇〇キロぐらい走ってアンカラに行ったんですけど、途中にドライブインとかなにもないんです。道も悪いし、混んでて、予定を何時間も過ぎても着かないんです。

それまでずっと「死にたい」と思ってましたのに、ふっと気がついたら、ご飯をいつ食べられるかっていうことだけ考えていたんです。

ああ、私の自殺願望って嘘なんだなぁと思って。だからね、うつ病患者には、なにも食べさせないのがいいと思います（笑）。

近藤　それがきっかけで治ったんですか、うつ病は？

曽野　自分のことを、あざ笑えるようになったんです。とてもいいことでしたね。

八〇歳、九〇歳の「死にたくない願望」

近藤　お年寄りが口癖みたいに「いつ死んでもいい」っておっしゃるけれども、あれも相当疑わしいな。

曽野　私もそう思います。でも理論的にはそうなんです。

近藤　特に、僕のところに相談にみえるようながん患者さんはね。少しでも延命できる方法はないかって来る人が多いから、最後に「長生きしてください」なんて言うと、ニコニコッとされてね（笑）。

八〇歳とか九〇歳になって、がんになったって慌てる人がすごく多いから、本当に「死にたくない願望」が強いんだなあと痛感します。

曽野　死にたくない願望というより、人間の偉大な本能なんでしょうけどね。

近藤　そこのところをやっぱり、知性というか、頭でコントロールしないと、最後の最後に大手術なんか受けて、大変なことになったり、抗がん剤治療でボロボロになっちゃったりするわけです。

衰えたら小屋に隠遁して静かに死にたい

曽野　私自身は衰えてきたら、小屋みたいなところで隠遁の暮らしをして「あの人、生きてるかどうかわかんないけど、そういえば一昨日は畑してたよな」みたいに過ごして、静かに死ねたら一番いいなと思ってるんです。でも、最近は時々、体の痛い日がありますから、飲み水汲みに行くのも大変になるでしょうしね。

あと始末が大変だけど、この頃は遺体の始末をする会社がありますからね。ウジがいっぱい湧いているような場合でも、ちゃんとやってくれる。残った人にあんまりショックを与えないのが、私は好きなんです。それと一切、あとに残しちゃいけない。個人の名を記した記念館とか困りものです。

近藤　記念館は大変です。

曽野　記念館って、あとの人を疲れさせますでしょう？

近藤　ああいうのを作るのは、本人の意志なんですかね？

曽野　ある編集者に伺うと、みんな奥様が作りたがるんですって。自分のご主人が一番偉大な作家だと思っているから、どうしても作りたいとおっしゃるらしいんですね。私には「奥様」もいませんし、夫は浮世のめんどうくさいことを一切望んでいませんから、うちは大丈夫です。

死んだあとは、もういかに早くこの世から撤収できるかってことだけ考えてますから。

近藤　まぁ、確かにうちのワイフの実家に小説がね、日本文学全集の古いのがいっぱい、戦前の作家からずらっとあるんだけど。でも大体もう名前を誰も知らないですよ、今の人たち。

曽野　亡くなったら二、三年で忘れられる人がほとんどです。あとはできるだけ軽々と、その人がこの世にいたっていう痕跡を消すっていう方向にいかなきゃいけません。

お墓も、どうしていいのかわからないなら作ればいいけど、徳川家くらいの旧家は別として、百年しないうちにわからなくなって、無縁仏になってしまってもそんなに珍しいことじゃない。それでいいんですよ。

バイ菌が減ると免疫系が弱る

曽野　うちの秘書の一人は、柿と牡蠣が嫌いなんです。おかしいですね。

近藤　フルーツのカキと貝のカキですか。

曽野　貝の牡蠣の見てくれが悪いのはわかりますけど、柿って普通にただ甘くて見た目にも素直な姿なのにね。でも、小麦のアレルギーなどというのはつらいでしょうね。パンもお菓子も食べられないから。

近藤　知り合いの編集者にひとり、蕎麦アレルギーの人がいるけど、もう本当にひどい。蕎麦屋の前を通っても、気分が悪くなるらしい。

昔はなかったんですけどね。

曽野　どうしてでしょう。私はひとつだけ、アボカドを食べると指も口の中も痺れます。味は大好きなんですけど。

近藤　いろんな原因で、日本人の免疫系がおかしくなっています。よく言われるのは、昔は汚ない環境で、回虫や蟯虫《ぎょうちゅう》が人間の体の中に大抵、少なくとも一種類はいたと。それから、青っ洟《ばな》を出している子がほとんどで。

曽野　そう、そうでした。小学生の頃、男の子はだいたい坊主刈りで、頭にみんな、黄色い膿《うみ》を出したおできがあった。それが膿んで、掻きむしるでしょう？　膿が乾いて汚い頭でしたけど、男の子ってそんなもんだと思ってました。

近藤　これは聞いた話なんだけど、昔、教育勅語っていうのを読んでたでしょう？

小学校で。みんなお辞儀して聴いてたらしいんだけど。

曽野　そうです。その間に皆いっせいに鼻するんですよ。

近藤　終わると一斉に顔を上げて、ズズッと（笑）。その音が凄かったっていう（笑）。

曽野　凄かったですよ（笑）。

近藤　経験あるんですか？

曽野　ありますよ。音聞こえましたよ。まぁ、女の子の学校だったから、それほどじゃなかったけど。あれはアレルギーなんでしょうか。

近藤　いや、アレルギーじゃなくて、鼻に細菌感染があるんです。栄養が悪くて感染しやすかったこともあって。青っ洟はバイ菌と白血球の死骸ですから。でも自然な感染にいろいろかかっていると、免疫系は鍛えられる。だから、逆にアレルギーは減らしてたんじゃないか。

曽野　今はそれがなさすぎますね。私は時々、わざと不潔な生活をしてますけど。

ワクチン打つのもアレルギーの原因に

近藤　それからいま、いろんなワクチンがあるでしょう？　このワクチン自身が、いろんな不純物も入っているから、アレルギーの原因になっているんじゃないかと。例えばインフルエンザワクチンは卵から作ってますからね。

曽野　おいしそう（笑）。

近藤　卵の中にウィルスを入れて。

曽野　卵大好きです、プディングも（笑）。

近藤　そうすると、どうしても微量の卵の成分が入る。それを強制的に注射で体内に入れるから、卵アレルギーができたりするわけです。

曽野　一種の薬害ですか？

近藤　結局ワクチンを打ってできる免疫って、自然のウィルスに感染するのとはまったく違うんですよ、免疫のでき方が。麻疹《はしか》に一回かかれば大体一生かかんないけど、ワクチン打つと、その年に麻疹にかかる子は少ないけど一〇年、二〇年経つと切れてくる。その時に、また打たなきゃいけないとか、変な話になってくるんです。麻疹ウィルスに対して、結局しっかりした免疫ができないわけ。製薬会社はそれで嬉しいわけだけれども。最近風疹が流行して騒いでたけれども、あれも

曽野　風疹でかかった人の何割かは昔ワクチン打ったことのある人（笑）。

近藤　なるほど。ワクチン打たないほうがいいんですね。

曽野　うん。環境が清潔になって、ワクチンを生後すぐからあれこれ打って、それでアレルギーが増えてる面があると思います。

近藤　私は疱瘡（天然痘）の接種を二度やったんです。小学校六年生の時に二度目をやったら、今でも覚えてますけど、友達の家に行こうとして、坂が上れないほどつらかった。今の人はやっていないから怖いなと思いますよ。天然痘テロはありえると思ってる。

曽野　天然痘は根絶したってことで、ワクチンやめたんです。

近藤　なくなりました？　本当に。

曽野　世界中からなくなったんだけど、二カ所だけ、アメリカとロシアの研究所の中に天然痘ウィルスが今もあるんです。

近藤　金庫の中に入れてるんでしょうね（笑）。

曽野　それをばらまいたら、大変なことになるから真剣に対策がとられていて、アメリカなんかは緊急用のワクチンを備蓄してます。

曽野　日本は持っていないんですか？

近藤　日本もある程度は、備蓄していると思いますよ。ただ、とても数が足りないから。

世界のあちこちにすさまじい病気が

曽野　怖いですねぇ。若い人は天然痘の接種しておいてほしい。病気っていうのは、どっかに隠れているみたいですね。アフリカのコートジボワールのダロアっていう村に日本人のシスターがいて、用事があって行ったんですね。そしたら、「曽野さん、こういう病気見たことある？」って、それがブルーリーアルサー（Buruli Ulcer）っていう、ライ病なんて目じゃないほどすさまじい皮膚病です。足が膿んで崩れて、骨が出てきちゃう。先生、これが（ブルーリーアルサーの）写真で

近藤　皮膚に、穴が空いていますね。

曽野　そして剝けてきちゃうそうです。シスターに聞いたら、微温湯の薬液で洗って洗って洗うと、赤膚の剝けたような肌になって、そうなったら治ってくるそうです。

近藤　浮腫になって。

曽野　黒人の子なんです。病名を聞いたら「ダロアおでき」って言ってました。私は日本財団に勤めていたから日本の厚労省に報告したら、当時は知らなかった。カーター財団と仕事してたから聞いたら、そこはデータを持ってましたね。ダロアの付近にだけあるんだと思ったら、西アフリカ一帯と、オーストラリアにも五万人くらいいるんですって。

近藤　アルサーは、潰瘍っていう意味です。

曽野　やっぱりそうですか。人類は病気を制圧してるっていうけど、そうでもないですよね。ブルーリーアルサーは川とか水に由来してるそうです。ほかにも財団はオンコセルカ症（Onchocerciasis《オンコウサーカイアシス》）の予防薬を配っていましたので、その実施状態を見に行きました。川のriver《リヴァー》 blindness《ブラインドネス》っていう、原虫が足から入って、何年かかけて神経を食い荒らすんですか？

日本人ってみんな、水があるとすっと入る、だから、アフリカにいる間中、どうぞ水に入らないでくださいって、お願いしてるんですけどね。

カンパンの缶を無菌コップとして活用

近藤　カンパンの缶がアフリカに行くと無菌のコップになるっていう話も書いておられましたね。口を切らないようにできてるって。

曽野　見事なもんですよねぇ。私エチオピアにいた時、周りが下痢患者だらけのキャンプに寝てました。ある日軽い高山病にかかって、吐き気と頭痛で食欲もまったくなくなったんですけど、胸が悪いのに水は飲みたい。でも、あたりは蠅だらけで、清潔なコップもないんです。そしたら、日本人のナースの方がカンパンの缶を開けて、中味を出して、その缶で水を飲ませてくださった。缶の中は無菌ですからね。私は実にいろんな方から生きる方法を習ったんです。

近藤　やはり若い時から少し動物的な生活をして、先生がおっしゃるような、いろんな汚れたものを口にしたり手につけたりして、それで歳をとったらもういつ死んでもいいんだから、あんまり御身《おんみ》ご大切にしないで過ごすっていうのが、一番健康な気がします。

曽野　結局まだ、未知の病原体による病気は結構いろいろ潜んでいるんですよ。アフリカなんかの開発が進んで、奥地にも人が行くことによって、それが出てくる。それまでは孤立した土地だったんでしょうからね。

近藤　エイズも、一説によればタンザニアかどこかのジャングルで、チンパンジーが持ってたのが広がったと。でも、日本も昔は怖かった。肝臓に入りこむ日本住血吸虫とかいて。

曽野　子どもの頃、佐々学《さっさまなぶ》っておっしゃる、寄生虫の先生の本を読んだことあります。

近藤　日本も寄生虫が結構いっぱいいましたから。でも、今はほとんど撲滅させて。

曽野　フィラリアと同じなんですか？

近藤　いや、フィラリアは蚊からうつる。日本住血吸虫は宮入貝《みやいりがい》からうつるんですよ。その貝がだいたい撲滅されたんです。

曽野　インドにはフィラリアがけっこういました。あれは何ですか？

近藤　やはり寄生虫です。日本にも昔はあって、今も犬のフィラリアはあるけど。

曽野　象皮病《ぞうひびょう》っていうんですね。足がすごく太くなって。私ライ病院にいたんですけど、ビックリしたのはむしろ、フィラリアのほうでした。ライはあまり目立たないから。

近藤　それからフィラリアは、女性の前で申し訳ないけど、陰嚢（睾丸）が大きくなっちゃってね。

曽野　そう。ヤカンくらいになって歩けないから、ただ砂の上に座っている患者さんがいました。あれはどういう理由なんでしょう。フィラリアが陰嚢に入るんですか？

近藤　リンパ管に入って、それでリンパ液が戻ってこないから、溜まっていくんです。

曽野　もう、かわいそうでね。蟻がいっぱいいいる砂の上に腰巻き一枚で座ってるんです。車イスも何もないから、歩くことが不可能になるんです。

近藤　そんな状態で地べたに座りっぱなしなんて、日本じゃありえないですよね。

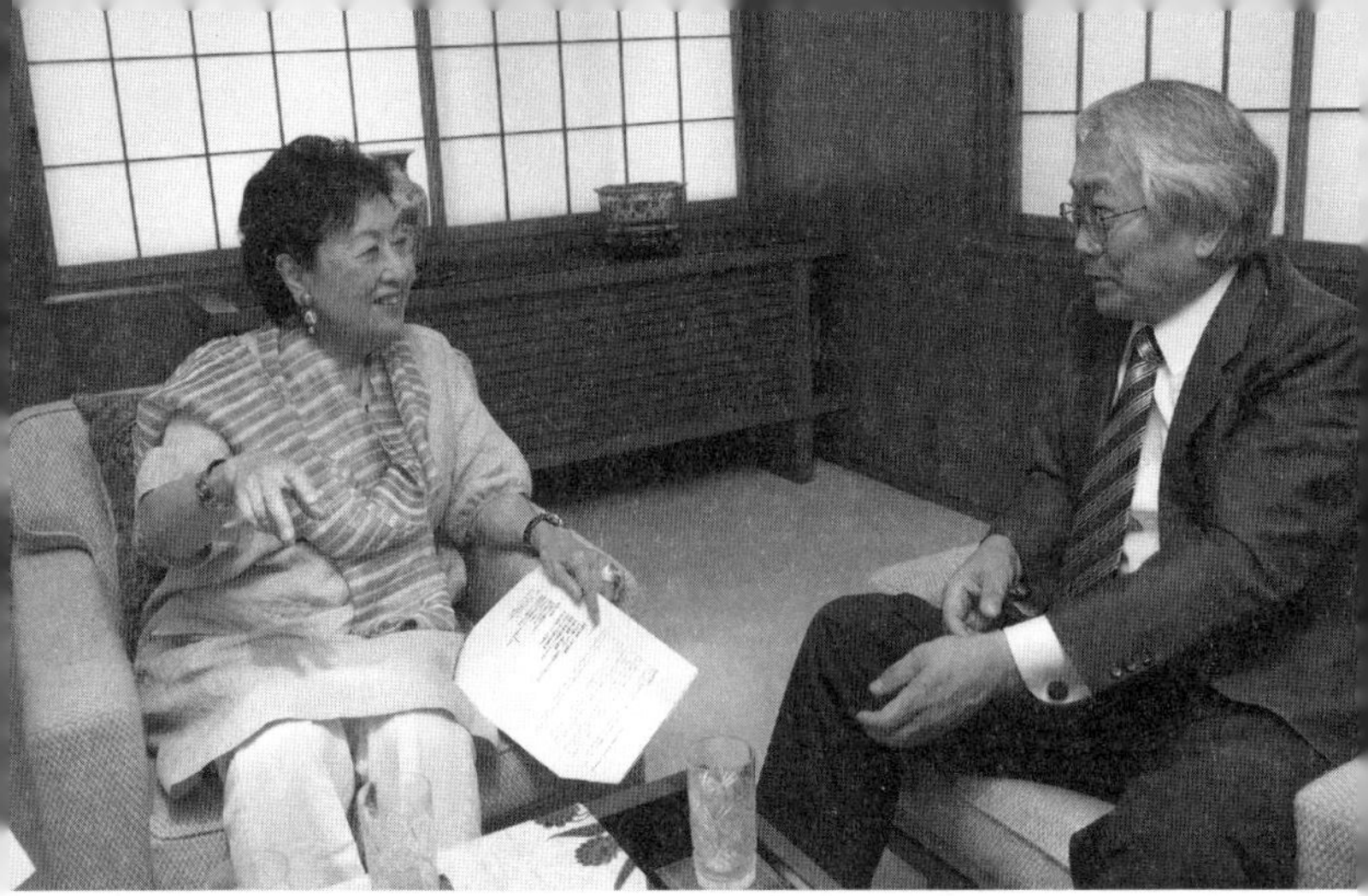

第3章

一生ジタバタ、でもサッパリおさらば

ベルリンフィルを聴きに単身バーデン・バーデンへ

近藤　未来って文字通り、まだ来てない時で、人間、明日何が起きるかわからないっていうのは、楽しみでもありますね。老人が「つまんない」って言うのは、毎日が単調で明日も同じ、あさってても同じだからだと思うんです。それで毎日を低調に暮らすことになる。

年をとるほど、意外なことが起こる環境を、自分で作る努力をしていかないとね。

曽野　私ね、四月にベルリンフィルを聴きにドイツに行くんです。そんな優雅な生活を、一生に一度もしたことはありませんでした。夫は音楽わからないから一人です。日本で聴こうとするとベルリンフィルの切符なんて、私には買えませんから。

本当は同級生とか誘いたいんですけれど、そろそろみんな行けなくなっていて。

近藤　ひとつは高齢。なにか病気があるんですね。で、もうひとつは、元気だけど耳が聞こえなくなってる。どっちかなんです。そうなると、音楽がつまらないんですね。

曽野　生きていてもそうやって友達が減っていって、どんどん狭まっちゃうんですよ。曽野さんは、若いお知り合いもたくさんいらっしゃるでしょう。

近藤　いっぱいいます。でも「ちょっとバーデン・バーデンに行って、ベルリンフィル聴かない？」っていうのは、気安く誘えませんよね。それぞれのご家庭の事情もあるでしょう？　あと年齢を問わず難しいのは、どんなにお金持ちでも、お金を絶対使わない主義の人もいますから。

曽野　確かに、ハードルがいろいろありますね。

近藤　だから、私は一人で行くって言ってるんです。私だって、厳密に検査されたら「あなたの体はここがおかしい」って言われると思うんですけどね。

曽野　ベルリンフィルは、東京でも向こうでも、チケットをとるのが一大事ですよね？

曽野　でも私の行くのは、怠け者向きで、ちゃんと切符の付いたツアーなんです。あちらに着いてからコンシエルジュにお金やって切符取る、なんていう才覚ありませんから。温泉保養地のバーデン・バーデンに行って、五晩泊まるんです。そこにベルリンフィルがきているんですから、動かずに済みます。楽でいいでしょう。

近藤　あ、それねぇ、僕も三月で定年だから四月に家族とベルリンに行ってベルリンフィル聴こうと思ったら、その期間はベルリン・フィルがバーデン・バーデン音楽祭に行ってて、いないことに気がついたんですよ（笑）。

曽野　それは困りますね、軽率に出歩くなって言ってやらないと。じゃあこっちいらっしゃれば（笑）。

近藤　いや残念です、もう別の地のホテルなんかも全部取っちゃったんです。たぶん同じ時期に向こうに行ってますね。

観光ではなく、日常から離れる時間を楽しむ海外旅行

曽野　ヨーロッパはよくいらっしゃいます？

近藤　ここ数年は、毎年一〇月に一〇日ほど行ってます。だけどあんまり毎年同じ所に行くもんだから、日中は部屋に閉じこもってニュースを見て（笑）、ミステリーを読んで、気が向くと美術館に行ったり、買い物をして。それで夜の公演に備えて。まぁ結局、観光目的じゃなくて。

曽野　音楽を聴きに？

近藤　オペラとバレエと、それから東京ではいろいろスケジュールが入るから、日常から一切離れる期間を楽しみに行く感じです。

曽野　ウィーンにお泊まりになるんですか？

近藤　はい、ロンドンからウィーンに行って、それからドレスデンへ。

曽野　いいですねぇ。ドレスデンって昔の空襲がすごかったんですよね。
近藤　本当に、ひどいことしますね。すばらしい街だったんだけど。
曽野　私は戦争を知ってますから、日本の木造の家が焼けるなんてもんじゃなく、あの石造りの建物が壊れるって、すごいだろうと思います。
近藤　ドレスデン空襲の映画もありましたね。復興はしているけど、やっぱり大部分は新しい建て方で、昔と同じ石造りではないから。格好は真似ていても。
曽野　あら、違うんだ。何で造っているんですか？
近藤　コンクリートで。
曽野　そうでした。石じゃなくてコンクリート。なるほど！
近藤　だから、寺院なんかは壊れた石を保存してあったのか、あるいはどこからか石を切り出して……。
曽野　エジプトの遺跡を見せていただいた時に、いろんな国の人たちが調査に入ってる中に、ポーランド隊が結構いました。理由を聞いたら、祖国が空襲でやられて再建した時、石組みを造りなおす技術を学んだんだそうです。人生で無駄はないものですね。

近藤　僕の泊まったホテルは、昔は王宮でね、お妾さん用に建てた宮殿で、王宮と空中の回廊で結びついているんです。通《かよ》ってもわかんないように。

曽野　ちょっと遠すぎますね、それは。

近藤　え、僕は近くていいなって（笑）。その建物も空襲で焼け落ちて、前と同じように建て直してるんだけど。柱なんか真っ白のコンクリート打ちっぱなしで。昔はこれは大理石だったんだろうなぁと思うと、ちょっとかわいそうで。

曽野　梁だけでも、大理石を貼ってお化粧すればよろしいのにね。

棄てられた女は全部拾うという原則

曽野　私が日本財団に勤めていた時、財団は春のザルツブルク音楽祭に、毎年お金を出していました。お金を出している以上、誰か見に行かなきゃいけなくて、何年かその事業にかかわったら、いろいろおもしろいことがありました。
ひとつは突然、お金を出すのをやめてくれって言われた年があったんです。ある大手ゼネコンが、景気が良くおなりになったから自分一社で支援をしたいので、「どいてくれ」とおっしゃったようです。ザルツブルク音楽祭にお金を出しているのは当時三社くらいでした。フォルクスワーゲンとスイスの大きな金融機関でしたか、それと日本財団。私は「お金を出したい方には全部お任せしたほうがいい」って、さっさと譲りました。そしたら三年くらいしかもたなくて、「お金がないから、もうできない」ってお手上げしたんです。日本財団の若い人が「実に身勝手です」って怒っているから、私は「じゃ、今度はうちが改めて拾いましょう。棄てられた女は全部拾うっていうのを、一応原則にしましょう」って言いました（笑）。

近藤　アハハ。

曽野　どうでしょう。

近藤　いや、博愛主義です。

曽野　博愛主義、いい加減ですね（笑）。かかわった女は原則みんな拾って、誰かが身受けしてくれると言ったら全部任せる。

近藤　女ばっかりになる。

曽野　悪夢？　そういうお話があったような（笑）。ヨーロッパの人はザルツブルク音楽祭になると、本当に春が来たと思うんですってね。

近藤　レント（受難節）明けですよね。

曽野　そう、復活祭の時ですから。

近藤　だからみんな喜ぶんだ。お祭りですよね。

曽野　そう。キリストが十字架にかかって、磔《はりつけ》になって、復活したその喜びの週にやるんです。黄色いレンギョウが咲いてる繁みの傍らで、昼間のご飯ではカラヤンの未亡人ともご一緒でした。何番目の奥さんか知りませんけど、元モデルさんで、性格の朗《ほが》らかな方でした。

私初めてああいう世界のファッションがわかったんだけど、その方が黒の上下でね。しかもTシャツみたいなカジュアルなシャツに、そこに、こんなに大きなダイヤとエメラルドのブローチをつけてらした。普通Tシャツにつけないでしょう？　で、みんなが言うのに「それだけのブローチをつけても下がらないTシャツがすごい」。なるほどって、いろいろ勉強しました。

自分のお金で初クルーズ。アジアを周遊

近藤　僕は大学時代、年間一〇〇日もボートを漕いでたけど、船旅はしたことないんですよ。

曽野　そうですか。同じ水の上に浮かぶものでも全然違いますものね。私は今度、生まれて初めて自分のお金を出してクルーズを体験するんです。

近藤　世界クルーズ？

曽野　私の友達って、もちろんみんな同じような年寄りになってきていて、クルーズに行くんですね。ことに体に不自由な点があったり、体力が衰えている人には、

近藤　船旅は便利なんですね。アメリカ人の奥さんになった友人が「私は今までさんざん乗った。同じ航路でも、この船はお料理が美味しいっていうのがある」って。そこまでわかっている人が誘ってくれたんです。私は今まで途上国の旅ばかりしていて、そういうぜいたくな旅行は、あまりしたことがなかったんですけど。

曽野　「飛鳥」とかいろいろありますね。

そうですね。彼女が「来年の二月に行かない?」って言うから、「何でもいいわ。私あなたと今生でゆっくりお喋りするのもこれが最後かもしれないから、いいわよ」って。「どこへ行きたいか」って言うから、「どこでもいいわ。私クルーズなんてどうでもいいんだから」って。強いて言えば、私はサマセット・モームのファンで、クルーズってモーム的世界でなくもないですからね。

そしてね、私は見知らぬ人と、ほんの数分、わりと身の上の深い話をし合って、それですぐ別れてくるタチなんです。知らない人から旅先でよく、本当におもしろい話を聞かせてもらいます。別に小説の種を探しに行くんじゃないんですけどね。

近藤　どのくらい行かれるんですか？

曽野　彼女が八日って言うから、はい！って。全然主体性がないんです。ベトナムから乗るんですって。ベトナムとバンコクの外港に寄って、それからカンボジアのプノンペンの外港に行って、シンガポールまで行くそうです。「シンガポールでは美味しい店をたくさん知ってますから、案内してあげるわよ」って言っていいます。

近藤　あぁ、以前シンガポールに住んでらっしゃったことが。

曽野　ええ。観光客があまり行かない、庶民的な美味しいところがあるんですよ。

目が悪いから
按摩と鍼《はり》だけはうまい

曽野　いま突然思いだしました。昔、オペラツアーに行って、ミュンヘンからウィーンにバスで向かう間にね、同行者のひとりが倒れたんです。救急病院に行くかどうかという話も出ましたけど、ご当人は大丈夫とおっしゃって、バスの通路に寝ていらした。私は按摩をやるもんですから、その方の足を揉んで差し上げてたら、やがてお元気になられたんです。それをじーっと見ていらした男性がいらして、あとで「僕は塩屋なんです」って。お塩の学者だったんです。

近藤　あぁ、お塩の研究をね。

曽野　その方が、ザルツブルクに行ったら塩を買って、「あの時ご苦労さんでした」って、私にくださいました。

近藤　ザルツブルクは塩の町ですからね。按摩っていえば、いま『長生きしたけりゃふくらはぎをもみなさい』とかっていう本が出ています（笑）。

曽野　あら、そうですか。私、按摩と鍼だけはうまいんです。

近藤　お習いになったんですか？

曽野　目が悪いから、盲人のやるようなことはできるんです。それに中年の頃、肩こりがひどかったとき、何百回も鍼治療を受けました。その時自分の体で覚えたようです。

近藤　もともと、お器用でいらっしゃるんですね。

曽野　私が紐を結ぶのを見た人に、「盲人と同じやり方をしている」って、よく言われます。手元を見ないで結んでいるんです。

近藤　そういえば、途中から目が悪くなった患者さんが、「最初から見えなかった人の勘は全然違う」って。

曽野　私はどっちに入るんでしょうか。

先生は健全な精神の子ども
私は精神が歪んだ子ね

曽野　基本的な生死観のことも伺わせてくださいね。

近藤　生死観、ですね。はい、わかりました。

曽野　先生は、かなり切羽詰まった人たちをお相手なさるわけでしょう?　子どもの頃から身近で「死」というものをどのくらい見ていらしたんですか?

近藤　うーん、子どもの頃、最初に人の死に接したのは母方の祖父です。家で亡くなったんですけれども。単純に「あぁ、人は死んでいくんだな」ぐらいしか考えなかったですね。その後はもうほとんど、身の回りでは葬式が出なくなりました。

曽野　あぁ。じゃあ先生ご自身は健全な精神の子どもですね。

近藤　うん？　健全な精神？　えぇ。僕は、あのぉ、学業とスポーツに熱中してました。茶道もやりましたけど。あと高校時代は音楽。マンドリンクラブに入って、ベースを弾いてました。

曽野　いいですねぇ。楽器がいじれるのは羨ましいです。

近藤　そういうことをやって、まっすぐに生きてきた自信はありますけどね（笑）。

曽野　私は精神が歪んだ子でした。それとカトリックの影響で、毎日必ず死を想うようになった。「何回考えるの？」って言われて愕然としましたけど。朝、私はしませんけど起きてすぐ、祈る人がいる。そして朝と昼と夜、昼ご飯の後。それから寝る前。だから五回ですね、そのお祈りが全部、死について触れてるから、どんな子どもでも死を想うようになるんですよ。

それから母が自殺未遂をやって、私も道連れにされかけたから。だから本当に、死を考えないっていう子どもの生活がなかったんです。よっぽど異常なんでしょうか。

近藤　いやいや。でもそれはつらいですね、かなり。

曽野　私は自分に甘くて、世の中の子どもの生活なんて皆、こんなものだと思っていました。

近藤　つらいですね。子どもの時に死を考えなきゃいけない。

曽野　そう……でもなかったんですよ。そういうもんだと思っていました。

近藤　僕はもう、全然考えたことがなくて、今の人たちと同じじゃないかな。「死ぬってホントにあるのかな」みたいな感じで大きくなりました。
家は開業医でしたけど、人が入院して死ぬってことはないし。父は小さい産科もやってたから、赤ちゃんが生まれる、医療のポジティブな面しか見てなかった。で、大学に入っても臨床実習はほとんどなくて、座学ですよ。まぁ行き倒れの人を解剖するのは、実習でやりましたけど。病理解剖は、病気で亡くなった人をみるけど、学生はそれもひとつの教材みたいに捉えるわけで。

曽野　そうですよね。そうでなければ、毎日やれません。

近藤　そこから、病っていうのをあまりイメージできなかった。

放射線科の病棟が、当時はまるで院内ホスピスだった

近藤　結局死を意識したのは、大学を卒業して、初めて研修医になって自分の患者を持ってから。あんまり下調べもしないで、なりゆきで放射線科に入って、診断をやろうと思ってたら、まず治療のほうに配属されたんです。放射線科にはふたつ大きく、診断と治療があって、治療のほうはまぁ、全部ががん治療ですけど。この病棟が、当時は病院内のホスピスみたいなところでね。

もう再発・転移の患者ばっかり入ってた。僕が配属されたのは男女の大部屋で、ほとんどが死亡退院。女性は六人部屋で、五人が亡くなりました。それも、かな

り悲惨なんです。もう、あの……多くの人が気管切開してね。呼吸困難にあえいで。痰を吸い上げたり。

曽野　痰、ですか?

近藤　そうそう。それはあとで、点滴のやり過ぎのせいだとわかったんですけども。点滴を毎日二、三本やると、水分過剰で痰が出てきて苦しくなるから、気管切開されてしまう。

あれは不思議な現象でね、そのことに誰も疑問を抱かないんです。それで結局、痰が出るから管を入れて、じゅるっと吸う。これが患者さんは苦しいんです。まぁ、大分うまくなりましたけど。あとは時々その気管切開の所に入ってる、カニューレっていう金属の金具を変えるんだけど、それもちょっと気管にあたると痛い、苦しいわけで。末期の患者さんだから血管も脆《もろ》くなっているし。

入院患者は一七人くらいいてね。研修医の役目は、毎日点滴して回るんですよね。うーん……何て言うかなあ。それで初めて、人間って、死ぬ前は本当に苦しいんだ、がんってこんなに苦しむのかって。

曽野　もうひとつは、抗がん剤を使うことが多くて。末期の患者さんでも、先輩方は抗がん剤を点滴したり飲ませたりするわけです。すると、段々わかってきたのは、やると調子が悪くなって死期が早まるんです。

近藤　そういうこと、最初に入って配属された時はわかんないんですよ。死んだこととその前に抗がん剤を点滴したことの因果関係は見えない。でも一年経ち二年経つうちに段々わかってくる。で……あ、自分だけ話してますね（笑）。

曽野　いえいえ。伺いたいところです。

近藤　それでね、研修医の間は半年ごとに診断と治療とローテーションしたんです。診断は、レントゲン写真の読み方を習ったり、胃のバリウムを飲んでやる検査の実技を教わったり。教わりながら、患者さんを実際に撮影するみたいな。で、半年たつとまた病棟の担当になる。そのたび少しずつ知恵がついてくるし、勉強もして、やっぱりこれはおかしいってことが、わかってくるわけです。

曽野　そうですね。

助手になった二七歳から「抗がん剤は打たないぞ」

近藤　だけど放射線科の先輩って数も少ないし、ほかの科から鞍替えしてきて、あんまり勉強しない人が多くて。だから四年目、助手に採用されて患者さんの担当医、主治医になって、比較的自由がきくようになると、自分なりに考えたことを実行できるようになりました。点滴はやめようとか、抗がん剤は打たないぞ、とかね。

曽野　おいくつくらいの時から、按配をなされるようになったんですか？

近藤　一九七六年からだから、二七歳くらいですね。

曽野　でもそれは、ちょっとやりがいのあることですね。ご自分のなさり方が通るということは……。

近藤　そうですね。あと、放射線科に入ったときは「診断を身につけて、あとで内科医にでも鞍替えしようかな」と思ってたけど、やってみたらレントゲンフィルムとずっと睨めっこでね、あんまり人と付き合わないし、患者さんと話すこともない。診断はあまり向いてないなと。

一方で放射線科の入院患者は、さっきお話したように、死んでいく患者さんがほとんどで、当時病院内で、一ベッドあたりの死亡率が最高だったんです。他の科から、手のほどこしようがない人、転移がある人の痛み止めなんかにまわされてきて。ただ、外来のほうは治る患者さんもやってくるんですね。するとノドの喉頭がんやベロ（舌）のがん、子宮がんみたいな、普通は手術して臓器も取られてしまうがんが、放射線で治るわけです。

その当時、喉頭がんは1期でも耳鼻科医によって、また病院によってはノドを全摘され、気管切開されてしゃべれない生活になってた。それが放射線で治ると、興味が湧いてきて。

最終的に三年間が終わった時、放射線科の治療のほうに行こうと決心しました。四年目からは主治医になるので、がぜん責任感が湧いてきて。患者さんの命や生活の質が、自分の手に委ねられている。あるいは自分の勉強量の多い少ないで運命が変わってしまうかもしれない。これは一生懸命やらなきゃいけないって。それでさらに勉強に励むようになりました。

曽野　あの、治療に関して外から見ていていちばんわからないのが、放射線科と麻酔科なんです。麻酔科っていうのも、外来がありますよね。

近藤　あぁ、ありますね、今。

末期がんの痛み止めにアヘンを吸わせて

曽野　整形外科に通ってた時、隣りに麻酔科外来があって、「ここに来る人はどういう人なんだろう」って思っていました。そしたら友達が、ヘルペスの後の痛みをとるために行ったたって。末期がんの痛み止めに、どうしてアヘンを吸うことが許されないんでしょうか。

近藤　そうですね、気持ちよくなるから。あの大麻なんかもね。

曽野　はい。そういうものをきちんとね、通えば大学の一部でやってくださるといいのに。これは余計な話かもしれないですけどね。

近藤　放射線は、目に見えないせいもありますね。

曽野　赤く塗ったり包帯巻いたりしないから（笑）。

近藤　いや僕も研修医になるまでは、放射線科って全然（笑）、わからなかった。一応学生時代には放射線科の授業があるんだけど、光線かけて治るっていうのはなんとなく、まやかし的にも感じて。だから患者さんはなおさらだろうと思います。放射線科に行けって言われると「もう駄目だ」みたいな。最近は「がんになったら放射線」みたいな風潮も出てきてますけど。

曽野　よろしかったですね。

近藤　えぇ。ただ、どこまでわかっているのかな、っていう思いは今もあるんですけど。

曽野　私なんか、てんでわかってないほうだわ（笑）。大部屋で、六人の患者さんのうち五人も死んでいたような暗い時代も、ドクターはショックで立ち上がれなくなったりはなさらないものなんですね？

近藤　うーん、その前に淘汰されている人もいて。たとえば解剖実習でつまずく人が、僕らの学年にはいなかったけど、時々出ます。どうしても嫌だって言って、他の学部に鞍替えしたり。あとは進路を選ぶ時に、あまり死に目に遭わなくてすむ精神科に行くとかね。

曽野　皮膚科とか？

近藤　ええ、それもありますね。僕自身は学生時代、座学としての勉強は好きで、教科書をよく読んで成績も良かったけど、実習になると、とたんにね。

最後の年の六年生は、診療各科を回って実習するんだけど、興味が持てなかった精神科の実習なんかに行くとね。今は違いますけど、当時は患者さんが鉄格子の部屋に入れられていて、なんか精神科医って牢屋の番人みたいだと（笑）。すると次の日から行かなくなったり。実は放射線科もあんまり興味がなかったから、病棟に治療実習に一日行くことになってたのをサボったりして。医者になって初めて、放射線科の病棟に行ったもんだから驚いちゃったんです。ただ、ここでひるんではいけないぞと思って。

曽野　あぁ、そうなんですね。

近藤　記憶にあるのは、もうひとりの同期生と一緒に、新入院の患者を診たんです。子宮がんが何回か再発していて、お腹を診たら、驚いたの。大きな穴が空いているんですよ。放射線のかけ過ぎと、がんの再発でね。黄色いグニャグニャしたものが見えて、それは便にまみれた腸と、腐ったような壊死物質で。どこが腸なんだかわからないんです。

曽野　アフリカの患者さんみたい。

近藤　ええ。

曽野　私は見ているだけですけど、よくそういう患者さんが来ました。赤ちゃんが生まれそうで出て来ないままに放置し、三日経って赤ちゃんが生まれた時には羊水に糞便のにおいがしたりしている人もいました。アフリカの患者さんってそういう人が来るわ。

近藤　うん……そうしたら、もうひとりのほうが「ワッ」て飛びのいたんです。驚いて。それは患者さんがかわいそうだなぁと思って、僕は何とか耐えて、ひたすら凝視していたんだけど。

医者に飛びのかれちゃうと、つらいですよ（笑）。だから、そういう場面では感情を押し殺すことが大事だと肝に銘じました。

がんの告知がタブーだった時代の悲劇

近藤　それから、当時がんの告知って絶対的なタブーだったんですね。日本全国そうだった。

曽野　長い間そうでしたね。それにドクターが家族にお聞きになっても、「告知してください」っていう人は、非常に少なかったですよね。

近藤　いやもう、医局の中も、勝手に告知したら辞めさせられちゃうみたいな雰囲気でしたよ。だから患者さんには、死にゆくとわかっていても、良性疾患だとかカビだとかね、なんか変なこと言うんだけど、本人たちは、がんだってわかってる。そういう奇妙な関係が成立して、だけど医者もナースもけっこう本気で「ウソがばれて、がんと気づかれたらどうしよう」って思っていて。そうすると、言葉の端々からがんと気づかれちゃいけないってことで、あんまり会話が成立しないんですよ。

曽野　疲れるでしょうね、そういう人間関係ってねぇ、本当に……。

近藤　それで自然と、処置をする時以外は患者の所にあまり行かないということを、僕もかなりやりました。

もうひとつつらかったのは、大部屋が二つあって一二人入っていて、それから二人部屋がひとつ。あと個室が三つあるんですね。それで、患者さんはほとんど死んでいくんだけど、大部屋で死なせるわけにはいかない。だから最初は二人部屋に移し、それからひとり部屋に移して、そこで亡くなることになる。その按配がまたね。亡くなりそうだって見当をつけた人に、「ひとり部屋に移ってください」って切り出すのが大変で。

曽野　みんな知っておられて？

近藤　うん、みんな知ってます。だから「ひとり部屋に移ってください」って言うと、泣いちゃったりね。もう、その……。

曽野　あれはひとり部屋の料金を払うわけでしょう？

近藤　えぇ。まぁ、そうですけどね。

曽野　患者の家族の中には、たとえ死の一日か二日前でも、改めて高い入院費を払うのはつらいという人もいるでしょう。

近藤　いや、慶應病院でも立派な個室と、われわれの放射線科にあった個室では料金が一〇倍、二〇倍違うんです。だから、お金の問題は大したことないんだけど、とにかく精神的なダメージが大きくて、それを伝える医者のほうも大変で。

曽野　戦前の聖路加病院には、防音室がありましたよ。父が入院してた時ね。父はそこに入ってなかったけど。なんかすごいドアの部屋があって、子ども心に「あれはそういう患者さんが入るんだ」って。

近藤　古い建物でしたよね。そうかもしれない。で、そういう部屋で人が亡くなる時、当時は末期がんの患者でも、救命救急措置をするわけです。馬乗りになったりして、無意味なことを、儀式みたいに。そうするとバタバタッと廊下をナースが走り回ったりして、入院患者はみんな気づくわけ。そのうちシーンとなってね、今度は家族が来てワーっと泣いたり。そういう恒例があるからね、もう……。

だから患者さんにどういう口実で「あっちの部屋に移ってください」って言うのか、それは、僕にはもうとても考えられないことだったけど、幸いなことに若かったからそういう役目をしなくて済んだ。それをするのは大体ベテランの医者か病棟医長でしたからね。

自分の血や肉が不潔で申し訳ない

曽野　患者側からするとね、私は自分の血のにおいを「不潔なもの」って感じるんです。そういうものをドクターに触っていただかなきゃいけないのが申し訳ないとしきりに思います。そういう人、いないんでしょうか。あのにおいがたまらないんです。

近藤　うーん。

曽野　足の手術を受ける時に私は意識があってね、骨にドリルで穴を開ける時、鮫の軟骨っていうのを昔、飲ませてもらった、そのにおいがしたんです。あぁこんな気持ちの悪いにおいを、少なくとも、手術してくださっている先生は嗅がなきゃならない。申し訳ない気がしました。

近藤　曽野さんの小説の中でも、においを問題にしてたのがありましたね。

曽野　はい。もうですから、せめて健康でいるということがね、ドクターに対しての礼儀だけど、そんなことはありえないわけでしょう？　伺う時には全員病気なんだから。私はね、健康くらい人をお騒がせしないものはなくてね、そして死ぬのがもういちばん汚いことだと思うんです。

近藤　うーん。だから、病院で亡くなるのと自宅で亡くなる場合とちょっと違うんじゃないかと思います。病院だといろんな処置されてね、それで感染症に罹ったりして。においってだいたい、感染症だったりするでしょう。

曽野　だって骨ですよ、先生。

近藤　あぁ、骨ね。骨のにおいはまた違う。

曽野　あれ生臭くて気持ち悪いにおいです。

近藤　確かに骨はこう、解剖なんかで切っていく時にもにおいがします。

曽野　自分のでも気持ち悪かったんですから、申し訳ないと思った。

近藤　ただ、少し心を安らかにしていただきたいのは、ああいうにおいはもう、医者とナースは慣れてますから（笑）。

曽野　まぁ、そう思うよりしょうがないですね。
　私は、血に恐れはないんです。東京都の監察医務院ってところで、昔、松本清張さんが見学に誘ってくださいました。誰も逃げなかった。ていうのはね、小説書きっていうのはカメラマンと同じでひとつの使命感がそこにはある。見なきゃならない、ということです。

虐殺された死者たちの「臭気」という声

曽野　ルワンダに行った時、虐殺されて腐った死者の遺体を火葬しないまんま、ものすごくたくさん、何百体と集めてあるんですよ。日本だったら埋葬するでしょう。ところが、あそこでは半地下室みたいな所に、ちょうど押入れのような中段が仕切ってあって、そこにお骨が置いてある。
　その入り口のカバーを取った時の臭気っていうのは、虐殺から四年目くらいだったと思うんですけどね、「あぁ死者の声ってこの臭気なんだな」と思ったんです。死者が語っていると思ったんですよね。

近藤　四年たっても、まだにおいが？

曽野　すさまじかった。最後にこの人たちは臭気という形で、私たちに語っているんだなと思ったくらい。私はもちろん入ったんですけどね、そこに五〇代の土地の男の人が来て、家族が全員、その教会の中で虐殺されたと聞いて「私は日本のカトリックなので、日本語でお祈りを唱えさせてください」って言ったら、ぜひにって。

それで主の祈りを唱えたんですが、これまで何千回何万回と唱えてきた「私たちが人を許すように、私たちの罪を許してください」というところで、絶句してしまったんです。人が人を殺すということが、本当にあるんだということが、その時すさまじい実感として襲って来ました。その時、うしろからちゃんとその祈りの続きを言ってくれる男の声があって、それはある全国紙のヨハネスブルグ支局長だったんです。それで私は救われたんですけど、その人にまだお礼も何も言っていません。

近藤　うん、あの、人が亡くなってすぐの時は、腐っているわけでも、色が変わっているわけでもないですから、生きていた時の尊厳を感じますけどね。

曽野　そういえば昔、一度だけがんの小説を書いているんですよ、「高森ホテル」っていう短編なんですが。アメリカの、日系人のいっぱいいるリトルトーキョーみたいな街があって、主人公は安いからそのホテルに行く。

部屋がものすごく臭いんだけど、しょうがないから泊まると経営者のおじいさんが「家内がストローク（発作）あってのう、ホスピタル行ったんじゃけん、結局治らんかった」って。その奥さんは結局、子宮がんで死んでいて、月日がたってもベッドのにおいがとれないっていう話なんですけど。

それを読んだ婦人科系の病気の方が「なによりそれだけは嫌だから、子宮がんになったら治らなくてもいいから取る」って。臭気の根源になるものは、どんなに命を縮めても先に手術して取るっていう。私、自分は小説を書いたけど、何とも言えなかったです。美学の問題ですね。

近藤　できれば放射線治療のほうがいいんですけどね。だけど、もともと手のほどこしようがなかった可能性もあるな。

曽野　ともかく私は、物質として見ると、遺体はすごく汚ないという感じがある。だから、それをドクターたちがお扱いになるというのは、何と大変なお仕事だろうと。本当に感謝しても感謝しきれないです。

近藤　いや、むしろ敬虔な思いを抱きますよ。

曽野　それから、亡くなられた誰にでも、ご苦労様って言いたい。一〇歳で死んだ子どもにも。私の友達の弟さんは二六歳くらいの時、婚約した直後にがんで亡くなってます。そういう青年にも。みんなその運命に耐えてこの世を終えなきゃいけないわけですからね。

近藤　えぇ。やっぱり自分よりも年上の人たちが亡くなるのは、気が楽なんですけどね。

曽野　自然ですもの。

近藤　でもあの……自分より若い人たちが亡くなっていく、あるいは子どもが亡くなるのを主治医として見ることがあるんですが、そういう時はつらいですね。

曽野　老年は若い人に生命を譲らなきゃいけないですよ。トリアージはドクター方がお決めになるんでしょう？

近藤　ああ、トリアージですね。救命救急の患者さんがいっぱい出た時に、医者が緊急性の高い順に優先順位をつけて治療にあたる。

曽野　もう死んじゃったのは、ほっとくわけでしょう？　あれはどうやってやるんですか、生きられそうなのからお選びになるんですか？

近藤　そうですね。あと、生きていてもあまり、もう駄目だっていう人はね。

曽野　緊急時ですから全員は救えない。私はそれを実に妥当だと思うんですよ。年齢別のトリアージも、あって然るべきで、同じような優先度だったら、子どものほうから診るのが当然ですね。

そのもうひとつ手前に、私たち老人は、あんまり簡単に病院のお世話にならないほうがいいですよね。

ただやっぱり、自殺はしちゃいけないと思っています。与えられた人生を生きないと、それに関わった人たちがつらい思いをなさるから。「あぁ、これくらいの年なら死んでよかったね」って、遺された人たちに、穏やかでノーマルな気持ちでいてもらいたいでしょう。

人は死んだあとどこへ行くのか

近藤　最近、医者や科学者の中にも「人は死んでも魂はずっと残る」っていう意味のことを主張したり、本を書いたりする人が増えていますね。僕はやっぱり、人は死んだらそれまでだと思うけど、それぞれの考えでいいと思っています。曽野さんはいかがですか。

曽野　カトリックの中ではね、編集者にも一人いらっしゃるんだけど、あの世で本当に愛する人たちに会えるという考え方をしている方がいる。私が親しくしていた上坂《かみさか》冬子は生前、人間は死んだらゴミになるって言ってました。

私はね、わからないから考えない。そして、わからないから、あの世は「ある」ほうに賭けることにしています。いつも書いているんですけど、死んだときにね、もし神様だか仏様だか知らないけど現れたら、「そんなものない」って言ってたら困るじゃないですか。顔を合わせた時、あいさつに困るでしょ。ですからあるほうに賭けようと（笑）。それが私としては自分の卑怯さを一番、説明しやすいやり方ですね。

近藤　今の科学で最後にわからないのは、結局のところ宇宙がどうやってできたのか、っていうこと。本当に解明されていないから。そこで、一応なんとか理論的に説明しようとすると、最後の拠りどころとして神様が出てくる可能性はあるな、とは思っています。

この全宇宙が、小さな物質ないし領域に収まってたと考えるのがビッグバンですよね。それが破裂して、こんな広大なものができたと。宇宙の果てまで。そこはなかなか納得しがたいこともあるし、考えれば考えるほど、まとまらなくなるんだけど（笑）。

痛み止めの薬で呼吸困難に

曽野　この前、薬でひどい目に遭いました。体が痛かったものですからね、町で開業していらっしゃる知り合いの整形外科の先生のところで、痛み止めの新薬をいただいたんですけどね。

近藤　新しい鎮痛剤って、危ないのも認可されてますよ。

曽野　その前にロキソニンっていう痛み止めを飲んだら、よく効くんですけども、胃が悪くなって、あんまり飲めなくなりました。それで新しい薬に替えていただいたんですけどね。

その新薬がよく効いたので、ハッピーになりました。もうこれで痛いことからは解放されたと思っていました。そしたら、だんだん頻脈になってきて息も切れて。今みたいに普通にしゃべっていても息が切れだしました。

それから講演の時に、息継ぎが難しくなってきたんです。でも痛みがとれたから良かったんですけど、飛行機に乗って熊本から帰ってきて、羽田空港で死ぬかと思いました。脈が一〇五くらいあって、息ができなくなりました。

近藤　助けを呼ばなかったんですか？

曽野　私いつも医療設備のない国にばかり行ってますでしょう？　切り抜け方を知ってるんです。上着脱いで涼しくしてね、おばあさんだから、どんなにのっそり歩いたって普通でしょう？

ですから、のっそりのっそり歩いてね、鞄もタクシーの所までも持てないからカートに入れて、摑まるようにしてタクシーに乗って切り抜けたんですけどね。それで薬をやめたら治りました、やっぱり。

その前は、数年前に咳がひどくなって、やっぱり開業してるお医者さまに「気管支拡張剤っていうのを少し飲みますか？」って言われたんです。

この咳がラクになるならいいやと思って飲みました。そしたら翌朝、朝ご飯の時に、トーストをポトッと落としたんです。

何が起きたかわからずもう一回やったら、またポトッ。「どうしたの？」って言われて、三〇分間だけ、すごく深刻になりましたよ。非常事態が起きていると思って。で、知り合いの形成外科のドクターに電話で伺ったら「何か飲みました？」。気管支拡張剤を飲んだって言ったら「それですよ」って。止めたらまた治ったんです（笑）。

近藤　よく効くけどひどい目に遭う薬が、この頃増えてきたんですね。

曽野　いや、そのとおりです。

近藤　そういうのどうしたらいいんでしょう（笑）。

新しい薬ほど副作用が強くなる

近藤　薬って、新しい薬を認可してもらうためには、以前出た薬よりも効かないといけない。効くということは、副作用も強くなるんです。

曽野　本当にそうですね。
近藤　だからだんだん、だんだん危ない薬が増えていく……。
曽野　だから私は今、なにを飲んでいるかっていうと、ドクダミ、センブリ、ゲンノショウコ……。もう笑っちゃいますね。そんなのばっかり（笑）。
近藤　曽野さんは、だけど、薬が効きやすい体質ですよね。
曽野　たぶん効きます。
近藤　でも世の中には、一〇種類、一五種類って飲んでいる人いっぱいいますよね。どうして大丈夫なんだろうと不思議で（笑）。
曽野　本当に私は駄目なんです。手術の時、毎回麻酔薬も効き過ぎて、息が苦しくなります。それでセンブリとゲンノショウコを飲んで「このほうが無難だろう」って。
近藤　それで痛みはどうなりました？
曽野　まだ時々痛むので、そうするとロキソニンを半錠飲みます。
近藤　人によって出方が違うけど、薬の重大副作用はいっぱいある。でも患者に渡さ

曽野　れる説明書には、普通よくある軽い副作用しか書いてないんです。おっしゃる通りです。その上に先生、字が小さくて読めませんね、老眼には。おかしいですよね。なんで老眼の人に読めるように書かないのよ、と思いますね。飛行場から、どうやら家に帰り着いたら、知人の女医さんからFAXが入っていて、私の飲みだした薬は心臓がおかしくなるかもしれないという警告でした。

医者向けの添付文書にしか書いてない、重大な副作用

近藤　そう、医者向けの添付文書には書いてあるんです。

曽野　英文のがあるから、訳してくださったようです。

近藤　日本語の添付文書にも書いてあると思うけど、その中の「重大な副作用」のところには、患者が見たら目が点になるようなことが書いてありますから。

曽野　あぁ、普段は重篤《じゅうとく》なほうは書いてない？

近藤　そうそう。だから僕は病院で「風邪薬くれ」「抗生物質くれ」って言う人にはね、添付文書を開いて重篤な副作用をずらずら読んであげるの。するとたいてい「もう要りません」って。恐らく曽野さんも最初にそれを読まされてれば、「もう要りません」って言ったと思います（笑）。

曽野　私はその警告を、事が起きる前に読んでないわけですよ。

近藤　多くの薬には、添付文書にショック状態とか間質性肺炎、心不全・肝不全なんかが、重大な副作用として載っているんですよ。

あとスティーブンス・ジョンソン症候群とか、壊死性剝脱性皮膚炎みたいにズルッと全身の皮が剝けちゃうようなのとか。これは死亡率も非常に高い。

アスピリンでショックを引き起こす人もいっぱいいるし。

曽野　いるでしょうね。私は平気みたいですけど。

近藤　それは人によるから。この薬ではショックが起きるけど、こっちでは起きないっていうのは、いくらでもありますから。

曽野　それからもっと軽いのでは、飲むと目が乾いたり口が渇いたりする、おかしな名前の薬があるんです。ことに我々小説家は恥ずかしくて飲めない薬の名前があるの。

近藤　あぁ、高血圧の薬でしょう。

曽野　そうですか。マダガスカルで階段から落ちて気を失った時も、麻酔科の先生に「これを飲んでおきなさい」と言われて飲んだら目が乾いて目が乾いて……両眼、角膜潰瘍になっちゃった。日本人のシスターでナースの方に「眼帯ありますか?」って聞いたら「そんなもの、この国にありませんよ」と言われましたから。手術室からガーゼを盗んできて、絆創膏をバッテンに貼って眼帯にしたんです。

野蛮人だから薬を飲ませないほうがいい

近藤　なんだろう、副作用出やすいですねぇ。

曽野　だから先生、野蛮人には薬を飲ませないほうがいいんですね（笑）。それでも何とか生きていくんですから。

近藤　うーん。副作用っていうのはアラームだから、軽いのが出て薬をやめれば、逆に安全ですよね。

曽野　ですから私には、お医者様にかからないで薬も飲まないっていうのがいいんでしょうけど、これで病気になったら「薬で救える」部分を拒否するわけで、それも申し訳ない。でも、薬を飲まない、というのもひとつの選択ですものね、これだけ年とったら。

近藤　世の中には鈍感な人もいてね、副作用が出ると「またなにかおかしいんですけど」って医者に行って、副作用を打ち消す薬をもらって、薬がどんどん増えてったり（笑）。

曽野　あの、おばあさまたちで、薬をいっぱい飲んでいる人っていうのは、胃腸が丈夫なんですね。

近藤　いや、あれはね、本人も悪いけど医者も悪いんです。ひとりの医者が薬を次々出している場合もありますから。それから病院でいくつか診療科にかかると、それぞれ三つ四つ出されて、相互に無頓着に処方してるので、両方から高血圧の薬が出ていたり。

曽野　そういうのを中央でコントロールするためにお薬手帳なんてものができたんでしょう。あの制度は東大法学部卒みたいな人が発明したんでしょうけど、私のような患者は、一回ごとにあの手帳をなくしてるんです。やるなら国民総背番号制度みたいなのにしないと。

近藤　薬を飲まない国民には、督促状が届いたりして（笑）。

曽野　人間は一刻一刻が慰められてればいいと思って。わりと、騙されるのも好きですし。

近藤　うん、そりゃそうですね。

曽野　私はいまだに体が痛い時あるけど、ステロイドをやっていません。伝統医学だかインチキ医学だか知りませんけど、草根木皮で治ったらそれが一番いい。一番お安いし優しいいし。その手前では食べ物が一番いいと思っています。ですから食べ物だけは手を抜かないで、毎日、家族の分も作って食べていますけど。

犬や猫にも見習えますよね。猫がペターっと石の上にお腹をくっつけて、あっためてたりするのも知恵ですし。そういうのも見習って事が解決したら一番いいと思ってます。

熱、セキ、痰、下痢……出るものは出しきれ

近藤　話を戻すと、曽野さんのように痛みやジンマシンをとってもらいに病院に行くっていうのは、これはいいと思うんですよね。

じゃあ痛みと風邪とどう違うんだってことになるかもしれないけど、痛みは、放っておいてもなかなかとれない。でも風邪は放っておけば自然に治る。そこの違いはあると思います。

僕はよく、患者は英語でペイシェントだけど、これは「ガマンする人」って意味なんだから、多少の痛みや出血は放っておきなさいって言いますけどね。

曽野　私もそう思います。漢方の本を読んだ時「出るものはいい」って書いてありました。熱とかセキとか痰とか膿とか、出るものはぜんぶ出しきれなんですね。

近藤　それは本当だなと思いますよ。出てくるものを止めると、中で悪いことをする。ことに食あたりした時なんか、吐けたら楽になるでしょう、瞬間に。下痢を一度でも体験したら、やっぱり出るもんは出しきって、毒物を出してしまうのが一番早く治る。それが放っとくことだと思うんですよ。

曽野　ジンマシンも出るものだけど、あれは治らないから。

近藤　ジンマシンは放っとくとかわいそうかもしれない。かゆいかゆいって。

曽野　そう、かゆいことしか考えませんからね。私は夫に、「ジンマシンは、自分を解放することのできない小心な人間のかかる病気だ」と聞かされたのを契機に治ったんです。

どんなときも、自力で
がんばりぬくサバイバル術

曽野　足首の手術をした時は、「人間に寄りかかって歩くと、心身が堕落する」と思って、とにかく自力で歩くようにしました。
まだ相当、悪かったときに、カンボジアの地雷の処理をしている方のところに取材に行ったんです。ドロドロのぬかるみのところはうまく歩けないから、元自衛隊の方が見るに見かねて手を貸してくださった。でも私は「どうしても歩けないところだけ、三歩でも一〇メートルでも手をつかまらせていただきます」って言って、足場が良くなったら自力で歩くルールを作りました。

近藤　それは正しい。ラクしてると治りません。

曽野　どうしても危ない所だけつかまらせていただいて、道が固くなったらパっとその手を離して自分で歩いてたら、二、三日後に突然歩けるようになったんです。

近藤　帰国して六ヶ所村に行ったら、掃海母艦っていう大きな船の階段をね、上がって降りて上がって降りて、六ヶ所村もメチャクチャ歩いて、くたびれましたけど、それで本当に良くなったんです。

曽野　そうそう、五十肩なんかも、注射を打ってもらっても全然治らない。やっぱり、痛い方向に、ちょっと涙が出るぐらいまで何度も動かさないとね。

近藤　先生は、そのお年なんですか？

曽野　はい、僕も自分で治しました（笑）。

近藤　とにかく手術後、足を使わないと駄目だと思って、腫れるほど歩きました。私は「腫れたって何したって歩いたほうがいいに決まっている」と思ってましたから。

曽野　医者は制限することが多いけど、人間の体って、かなり使ってもそう悪いことはないんですよ。

近藤　熱を持っていましたけどね、長いこと。歩き通したから今くらい歩けるんです。自己責任ですよ、少しは。

老人が入院すると一週間で車椅子生活に

近藤　歩ける老人が病院に入って一週間もすると、車イスで出てきますからね。病院側がすぐ「寝ててください」「車イスで行きましょう」ってやるから。

曽野　けしからんですねぇ。あれがいけないんですよ。働かせればいいのに。

近藤　入院したらおしまいだ、みんな寝たきりにさせられちゃうっていうのは、一つには過保護だから。それから病院でいろんな医療トラブルもあるでしょう？　転んで骨折なんかしたら、おおごとになるとナースたちが恐れている。

昔はそれがもっとひどくて、老人病棟問題っていうのがありました。一九七〇年代から八〇年代、老人が増えた時に、入院させて点滴漬けにする。すると肺に水が溜まって呼吸困難で死ぬっていう。もうベルトコンベヤー式に死なせていた時代があった。それが問題になって、今はそれはやらなくなったようだけど。

曽野　とにかく、熱が40℃もない限りは自分で立って起きろって、どなたかに教わったことがあります。どんなことがあっても毎日、自分で歩いてトイレに行きなさいって。

近藤　本当にそう。

曽野　それで具合が悪くなったらそれでいいんです。それが死に時っていうもんでしょう。

医者を信じるのか疑うのか

近藤　最近は、病院で最後に薬と一緒に渡される説明書に、錠剤の名前とミリグラム数と簡単な副作用が出てたりして。だけどみんな、あんまり調べようとしないのね（笑）。インターネットかなんかで調べればいいのにと思うけどね。なにもしないで、セカンドオピニオンに持ってきて「これ何とかなりませんか？」みたいなね。自分で考えない、他人任せみたいになっているのが問題。医療不信とか言われてるけど、疑わないっていうのは、やっぱり基本的にほとんどの人は、医者とか医療を信じているわけです。

曽野　でも信じないと治らないから。私は信じているほうがいいとは思いますけどねぇ。

近藤　それでいて心のどこかに少し不安とか疑問があるわけですよ。

曽野　良くないのはね、ちょっと話がそれますけど、先生を敬わないから子どもが駄目になったのと同じです。まず学校の先生方に対して、お母さんたちの態度が悪いでしょう?　担任の先生を「○○くん」なんて呼んだり。うちなんか、夫に言う時も受け持ちの先生に対して敬語を崩したことはありません。「○○先生はお風邪をひいて休んでらっしゃったんですけど、今日から出てらしたんですって」じゃみたいな言い方をしていました。「○○くんが風邪ひいてるんだってさぁ」じゃ駄目なんですよ。尊敬してない者から、いいインパクトは与えられないと思います。

近藤　うん、それは一理あります。

曽野　ドクターを信頼してないと、体が治らないと思いますよ。いま一番大変だと思うのは、子宮頸がんのワクチン。今に政府はあちこちから訴えられるんじゃないかと思う。いろいろ問題がありそうですね、不妊症の恐れとか。

近藤　それ以前に、神経が異常になって物忘れが激しくなったり。子どもに打つんですよ。ひどい副作用ですよね。

曽野　学校に行けなくなった子もいるでしょう。

近藤　昔の医者は「患者のために」っていう思いが強かったけど、今崩れてきてね。ひとつは、症状のない患者が、あまりに増えたこと。
　痛くも痒くもないのに病院に来るから、結局検査の数字で勝負するしかない。「今日の値はちょっと高いから薬を増やそう」とかね。元を辿れば医者をダーッと増やしたから、その食いぶちを確保するために、患者を増やさなくちゃいけない。そのためには人間ドックや検診を奨励して、それで病気・病名をつけてっていう構図。

あと高血圧の検査値なんかも、根拠はないのにわざと切り下げて、昔は一六〇以上で高血圧だったのが今は一四〇とか、あるいは一四〇未満でも高血圧にしてる。すると患者数が何倍かになるから。というようなことがいろいろあって、医者を本当に尊敬できるのかという状況になっているんじゃないかと。

曽野　あと薬屋さんと医師との結びつきですよね。そこをクリアになさらないと。

近藤　そもそも子宮頸がんワクチンだって、そういう名前をつけているのは日本だけですよ。あれはヒトパピローマワクチンと言って、ヒトパピローマの感染症は予防できるけど、子宮頸がんを救ったとか、ひとりでも死ぬ数を減らしたとかはまったく証明されてないんです。遠い将来に、子宮頸がんの患者が出るのを予防できるんじゃないかって、かなり推測に基づいているんです。

曽野　避妊の方向に向かわせる物質も入っている、とかいうドクターもいらっしゃいますけど。

近藤　あのワクチンの問題点は、パピローマウィルスの死骸みたいなものが入っているけど、それ自体は人間にも感染するウィルスだから。恐らくどうってことはない。ただ、ワクチンの力を強めるためにアジュバントっていう物質を混ぜてるんです。

曽野　なるほど。

近藤　それに人間の免疫系が強く反応して、自分の組織に攻撃を仕掛けて、それが脳組織だったりするわけです。

過去をとっておきたい人　消したい人

近藤　話は変わって、一九九五年までに、写真を燃やしたとおっしゃっていましたね。

曽野　私自身、写真嫌いなんです。それに個人の生涯に写した写真なんて余計なものだから、死ぬまでに五〇枚に減らそうと思いました。東京では焼けないから三浦半島の別荘で、何千枚と焼いたんです。夫と二人でやったら、煙でノドを痛めてしまいました。

五〇枚っていうのは、孫が結婚してひ孫ができた時に「おばあちゃんって若い時はこういう顔していた。おじいちゃんはこうだったんだよ」っていうサンプルがあればいいかなと思って。でも、別にそれもなくてもいいですけどね。

近藤　うん、わかります。よく撮ったんですけどね、昔は。将来振り返って見るのかなぁと思って、子どもの写真とかいっぱい撮ったけど、全然見ないからね（笑）。

曽野　私も全然見ません。思い出型じゃないんです。思い出の品物は全部捨てちゃうか、焼いちゃうか、壊しちゃうか。原稿も何万枚と焼きましたから。

近藤　それは「人生をしまう」ことを意識されたということですか？

曽野　大事なエサを隠す動物っているでしょ？　あれと同じような感じですね。私、焼いて捨てるのが大好きなんです。だから、そんなに抵抗はなかったですよ。

近藤　原稿は、記念館なんか作られるのがいやだということもありますか？

曽野　そうですね。まず錯覚が嫌なんですよ。死ぬっていうことは「死ぬ日から忘れられる」ってことですからね。逆行するのが嫌なの。それから万一、文学記念館とか建てられたりすると、その地方自治体の重荷になっていく。さもなきゃ我が家でずっとお金をお支払いし続けなきゃならない。

近藤　地方自治体にお金を出させるなんて考えられないし、うちの一族はケチんぼうだから、とにかく全部捨てておいたほうが無難なんです。

曽野　思い出型の人は、本当に全部とってますからね。

近藤　過去はほとんど消したいですよ。震え上がるのは「三五年前に曽野先生の講演を聴きました」とか言われた時。あぁっ……てね。「あなた頭悪くない？　悪かったら良かったわ、忘れてくれたでしょ？」って言いたくなる感じです。もしその人が秀才だったらどうしようって（笑）。

曽野　私は盗みも詐欺も、まだしてませんけどね、でも消したい過去のほうが多いです。そうでないのは私の場合、まず書いたもの。それなりに読み返し、推敲しているつもりですから、私の才能がなくて、その時に変なもの書いてたって、ゴメンナサイ、と言いながら残します。

近藤　ご著書を残されてる？

曽野　大したものじゃありませんけど、自分で取材に行って、これだけ時間かけてこうだったっていう取材メモなんかね、これはやっぱり残しておいて良かったなと思うんですよ。

沖縄の集団自決のこと書いた時なんか、一人でこつこつ調査できたのが、戦後二五年経ってからですから。私はその時三八歳で、まだ若くて、体力もあったんですよ。今はとても何十人相手の調査なんて出来ない。良かったなと思うし、そういう記録は残してもいいかと思います。今読み返しても、わからない点は、そのまま残してありますから。途中で出版社が「巨塊」と記すべき所を誤植で「巨魁」と印字した版がありましたが、それは私の責任ではないし、もう直してくれています。

私、対人関係があんまり好きじゃないし、下手くそだから、何十人も会ったら疲れてへたばっちゃう。やっぱり若いからできることがあって、それを早く始めといて良かった、ということがあるんです。でもそれも運ですよ。この間どっかで運が五割って書いたかな。日によって感じ方が違うのがおかしいですね。三分の一は運だって言ったり（笑）、本当は六〇パーセントくらいかなって思う時もあります。

ともかく死ぬ時は、たぶん思い残しなんてないだろうと思います。人間は誰もが思いを残して死ぬもんだ、と若い時から思ってましたから、私など、それから考えたらもったいないほど、好きなことをさせていただきました。

遺書とリビングウィルは書いておこう

近藤　仕事の途中で亡くなるのはどうしようもない、それでいいと思うけど。僕は六〇超えてから遺書を書いて、あとリビングウィル、意識を失って救命救急なんかに運ばれた時のために、「延命のためのこういうことはしないでくれ」っていうのを書きました。そのぐらいはしといたほうが、財産が少ないほど争いになるっていう話もあるから（笑）。

曽野　あぁ、知りあいが大島の着物一枚でケンカしたって言ってました（笑）。「今どき大島なんか誰も欲しくないでしょ」って言ったら、「それがね、姉妹が死ぬと欲しくなるのよ」って。

近藤　曽野さんは遺書を書かれてますか？

曽野　私は友達の弁護士がいますから。その人を通して、もうとっくの昔に。簡単なもののようでしたよ、書くの。

近藤　弁護士を通さないと、これが難しくて。自筆だと隠されちゃったりして、それで出てこない場合もあるんですよね。

曽野　私、中年の時にね、『ジュリスト』っていう月刊の法律誌をとっていました。それが、おもしろくて、おもしろくて。人生ってね、こんなにおもしろいものかと毎月、楽しみに読んでました。一番最初は昭和三四年の、名古屋の伊勢湾台風の時に同時死っていう概念が出てきたんですね。

近藤　ああ、災害時はね。

曽野　伊勢湾に死体が流れ出たでしょ？　本来は、死体の発見順に早く死んだってことになっていたようです。すると、たとえば夫が一〇日、奥さんは一一日に見つかったら、奥さんが一日だけ、全財産を相続しちゃう。だから子どものない夫婦の場合、夫の兄弟に、遺産がいかない。本当は、奥さんのほうが早く死亡してたかもしれないのに。

それはおかしいから、そういう場合は同時に死んだとみるっていう、非常に大きな法律上の問題点があって、そんなの全部ジュリストで読みました。うちはみんな無駄なものを読む趣味があって、息子は高校時代『食堂経営』みたいな題の雑誌を読んでました（笑）。ある日「お母さん、お母さん、僕いつかお金儲けたら機械買ってあげるからね」って言うから「何の機械？」って聞いたら「餃子の成形機。一時間に三六〇〇個できる」って（笑）。

近藤　もう本当に親子で無駄なもの読んでいると思いました。まぁ、それはそれとして、本当に死ぬっていう問題は、法律の問題としてはそういうふうに割り切れますけどね、文学の世界では割り切れなくていいんです。

曽野　現実は、だいたい思い通りにはいかないし。
そうですね。それから、世の中で正義とか正しい相続とかが行われるとは、思わないほうがいい。うまくいかないのが普通だと思えばいいんです。

うちの息子が結婚して、子どもができなかった間に、われわれ夫婦はお嫁さんを養女にしたんです。というのは、私たちが死んだ時に、お嫁さんに遺産を、たとえわずかであっても、夫のへそくりというんじゃなく堂々と受け継がせたかったからです。

そしたらね、おもしろいことを言った人がいて、「私の息子はお嫁さんに捨てられた。好きな男を作って逃げ出したのよ。そういう嫁でも遺産やるの？」って。私は「はい」って。そうなったら、これはシェイクスピア以上のおもしろさですよ。息子にもやる、嫁さんにもやるなんて利口ぶって早々とやっといたら、そういうのに限ってお嫁さんが息子を捨ててね、違う男と……。

近藤　おもしろいっ（笑）。

曽野　そのおもしろさが世の中なんです。私にとっては、思いの通りにならないのが人生ですから。できれば思いの通りになったほうがいいんですけどね。でもその程度ですね。お願い、ただ望むだけ。

近藤　遺書も、書いた時点で「こうして欲しい」と思ったようには、だいたいならない（笑）。
　僕の父親の遺書は、長男の僕にかなりを相続させて、あとの娘たちと次男はどうのこうのって、かなり僕を優遇した内容だったんだけど、これは面倒くさいなぁと思ってね、放棄しちゃった。

曽野　そうですね。放棄は楽です。私も相続分を、父が二度目の結婚で生んだ娘、つまり私の妹にやりましたから知ってるんですけど、法律の言葉では、〃0円を相続する〃って言うんですね。文学者が思いつかない、極めて数学的な表現ですよね。「一文ももらわなかった」っていうのが、われわれの世界の言葉でしょう？
　でも私は放棄しました。私は食えるから、腹違いの若い妹が相続したほうがいいんです。彼女には未来がありましたから。

（了）

曽野綾子（その あやこ）
1931年東京都生まれ。作家。聖心女子大学卒。1979年ローマ法王庁よりヴァチカン有功十字勲章を受章、1993年、日本芸術院恩賜賞、2003年に文化功労者、2012年、これまでの業績を讃えられて菊池寛賞を受賞。1995年から2005年まで日本財団会長を務めた。1972年にＮＧＯ活動「海外邦人宣教者活動援助後援会」（通称JOMAS）を始め、2012年代表を退任。
エッセイとして『老いの才覚』（ベスト新書）、『人間にとって成熟とは何か』（幻冬舎新書）、『人間の基本』『人間関係』『風通しのいい生き方』（以上、新潮新書）、『想定外の老年』（ワック）、小説作品として『無名碑』（講談社）、『神の汚れた手』（朝日新聞社、現在文春文庫）、『時の止まった赤ん坊』（毎日新聞社、現在海竜社）など著書多数。

近藤 誠（こんどう まこと）
1948年生まれ。1973年、慶應義塾大学医学部卒業。同年、同大学医学部放射線科入局。1979－80年、米国へ留学。1983年より同大学医学部放射線科講師。がんの放射線治療を専門とし、乳房温存療法のパイオニアとして知られる。患者本位の治療を実現するために、抗がん剤の毒性、拡大手術の危険性など、がん治療における先駆的な意見を、一般の人にもわかりやすく発表し、啓蒙を続けてきた功績を讃えられ、2012年に 菊池寛賞を受賞。2013年「近藤誠がん研究所・セカンドオピニオン外来」（http://kondo-makoto.com/）を開設。
著書に『「余命３カ月」のウソ』（ベスト新書）、『医者に殺されない47の心得』（アスコム）、『「がんもどき」で早死にする人、「本物のがん」で長生きする人』（幻冬舎）、『患者よ、がんと闘うな』『がん放置療法のすすめ』『抗がん剤だけはやめなさい』『これでもがん治療を続けますか』（以上、文藝春秋）ほか多数。

野垂《のた》れ死《じ》にの覚悟《かくご》

2014年6月1日　初版第1刷発行

著者　曽野綾子・近藤 誠

発行者　栗原武夫
発行所　KKベストセラーズ
東京都豊島区南大塚2-29-7　〒170-8457
電話 03-5976-9121（代表）
振替 00180-6-103083
http://www.kk-bestsellers.com/

印刷所　近代美術株式会社
製本所　株式会社積信堂
DTP　株式会社オノ・エーワン

ISBN 978-4-584-13569-3　C0095

定価はカバーに表示してあります。
乱丁・落丁本がありましたらお取り替えいたします。